Todo lo

que necesita saber

antes de convertirse

en

Auxiliar de enfermería

en reumatología

MARTIN STERLING

Índice

Capítulo 7: Ayuda a la rehabilitación funcional

Capítulo 8: Urgencias en reumatología

Capítulo 11: El uso de las nuevas tecnologías en reumatología   113

« *En reumatología, sabemos que si la paciencia fuera una articulación, sería sin duda la más estresada... ¡y a veces la más oxidada!* »

Capítulo 1

Introducción a la reumatología

- **Definición e importancia de la reumatología**
  Explicación de la especialidad y su repercusión en la calidad de vida de los pacientes.

La reumatología es una especialidad médica que se centra en las enfermedades de las articulaciones, huesos, músculos, tendones y ligamentos. Este campo abarca una amplia gama de patologías, desde afecciones inflamatorias como la artritis reumatoide hasta enfermedades degenerativas como la artrosis, pasando por trastornos sistémicos como el lupus. Cada enfermedad reumática afecta al sistema musculoesquelético de forma diferente, con repercusiones a veces profundas en la movilidad, el dolor e, inevitablemente, la calidad de vida.

El papel de la reumatología no se limita simplemente a diagnosticar estas enfermedades, sino que también implica proporcionar una atención adaptada y personalizada a cada paciente, con el objetivo de minimizar el dolor y mantener la función física de la forma más eficaz posible. Las enfermedades reumáticas afectan directamente a la autonomía de los pacientes. Pueden provocar importantes limitaciones funcionales, que van desde la dificultad para realizar tareas cotidianas sencillas, como levantarse de la cama o caminar, hasta la incapacidad para llevar a cabo actividades sociales y profesionales. Por eso el tratamiento reumatológico suele ser multidisciplinar, e incluye tanto tratamientos farmacológicos (como antiinflamatorios o bioterapias) como enfoques no farmacológicos, como la rehabilitación funcional o la terapia ocupacional.

El impacto de la reumatología en la calidad de vida de los pacientes no se mide únicamente por el tratamiento del dolor, aunque sea un objetivo prioritario. Se trata también de devolver a los pacientes la confianza en sí mismos y la sensación de control sobre su cuerpo y su vida. Las enfermedades crónicas, como las que trata la reumatología, suelen tener un efecto devastador en la moral de los pacientes, sumiéndolos a veces en un estado de abatimiento ante la persistencia de los síntomas. Aquí es donde el papel del equipo asistencial, y en particular de los auxiliares de enfermería, resulta crucial. Además de proporcionar cuidados físicos, se trata de ofrecer apoyo psicológico, tranquilizar a los pacientes y animarles a seguir con el tratamiento y el ejercicio a pesar de las dificultades.

En resumen, la reumatología es mucho más que una especialidad que se ocupa del dolor articular: es un campo complejo y exigente, en el que se tiene en cuenta el bienestar general del paciente, tanto física como psicológicamente. Esta especialidad desempeña un papel fundamental en el mantenimiento de la autonomía y la dignidad de los pacientes, permitiéndoles volver, en la medida de lo posible, a una vida activa y plena a pesar de las limitaciones impuestas por sus patologías.

- **Patologías reumatológicas comunes**
  Artritis reumatoide, espondilitis anquilosante, lupus eritematoso sistémico, artrosis, gota, etc.

La reumatología abarca un amplio abanico de enfermedades, algunas de las cuales son especialmente frecuentes y plantean problemas específicos a cuidadores y pacientes. Entre ellas, la artritis reumatoide, la espondilitis anquilosante, el lupus eritematoso sistémico, la artrosis y la gota encabezan la lista por su prevalencia e impacto en la calidad de vida de los pacientes.

La artritis reumatoide es una enfermedad inflamatoria crónica que afecta principalmente a las articulaciones pequeñas, como las de las manos y los pies. Se manifiesta como una inflamación dolorosa y progresiva de las articulaciones, que a menudo provoca deformidad y pérdida de movilidad. A diferencia de la artrosis, que es un desgaste mecánico de las articulaciones, la artritis reumatoide es una enfermedad autoinmune, en la que el sistema inmunitario ataca por error los tejidos articulares. Los pacientes que padecen esta enfermedad pueden ver reducidas considerablemente sus actividades cotidianas, desde una simple molestia al principio hasta una discapacidad importante si la enfermedad no se controla adecuadamente. Es una enfermedad que requiere un seguimiento cuidadoso y un tratamiento rápido para evitar complicaciones irreversibles.

La espondilitis anquilosante es otra enfermedad inflamatoria que afecta principalmente a la columna vertebral y la pelvis. Produce una rigidez progresiva de las articulaciones de la columna vertebral, que puede llegar incluso a la fusión completa de las vértebras, una afección conocida como espondilitis anquilosante. La pérdida de flexibilidad de la columna suele ir acompañada de dolor de espalda crónico, sobre todo al despertar, que puede afectar mucho a la movilidad y el bienestar del paciente. Los adultos jóvenes, principalmente hombres, son los más afectados por esta enfermedad, que tiene un fuerte impacto psicológico debido a su carácter crónico e incapacitante, especialmente a una edad en la que las actividades físicas y profesionales siguen siendo fundamentales en la vida.

El lupus eritematoso sistémico, comúnmente conocido como lupus, es una enfermedad autoinmune sistémica que puede afectar no sólo a las articulaciones, sino también a la piel, los riñones, el corazón e incluso el cerebro. Es una enfermedad especialmente compleja, ya que se manifiesta de forma diferente en cada paciente, con brotes impredecibles seguidos de periodos de remisión. Los pacientes de lupus pueden experimentar fatiga extrema, dolor articular difuso y problemas cutáneos, como una característica erupción en forma de mariposa en la cara. La naturaleza impredecible del lupus hace necesarios cuidados y atención constantes para controlar los síntomas a diario.

La artrosis, a menudo confundida con la artritis, es la forma más común de reumatismo, vinculada principalmente al desgaste del cartílago articular. Afecta principalmente a las articulaciones que soportan peso, como las caderas y las rodillas, y se manifiesta como un dolor mecánico que se intensifica con el esfuerzo y mejora con el reposo. A diferencia de las enfermedades inflamatorias, la artrosis no está directamente relacionada con un ataque del sistema inmunitario, sino con la degeneración progresiva de las estructuras articulares. Por lo tanto, es muy frecuente en las personas mayores, pero también puede aparecer en individuos más jóvenes, especialmente tras un traumatismo articular. El tratamiento de la artrosis se basa principalmente en el control del dolor, la rehabilitación y, en casos avanzados, la cirugía ortopédica.

Por último, la gota es una enfermedad metabólica caracterizada por ataques inflamatorios agudos, a menudo muy dolorosos, que afectan principalmente a las articulaciones de las extremidades, como el dedo gordo del pie. Está causada por una acumulación de cristales de ácido úrico en las articulaciones, resultado de una mala gestión de este ácido por los riñones o de una alimentación demasiado rica en purinas. Los ataques de gota suelen aparecer de repente, a menudo por la noche, y pueden hacer que la articulación afectada se ponga roja, caliente y extremadamente dolorosa al menor contacto. La gota suele ir asociada a enfermedades como la diabetes o la hipertensión, lo que complica aún más el tratamiento de los pacientes.

Estas enfermedades, aunque agrupadas todas bajo el epígrafe de la reumatología, son extremadamente variadas en cuanto a mecanismos subyacentes, tratamientos e impacto en la vida de los pacientes. Ya sean inflamatorias, degenerativas o metabólicas, todas tienen algo en común: afectan profundamente a la movilidad y al bienestar diario, por lo que requieren un enfoque holístico que abarque no solo los aspectos físicos, sino también las dimensiones psicológica y social.

- **Papel del auxiliar de cuidados en el servicio de reumatología**
  Colaboración con el equipo de enfermería, responsabilidades y objetivos específicos.

La colaboración con el equipo de enfermería está en el centro del trabajo del auxiliar de enfermería de reumatología. Debido a la complejidad de las patologías tratadas y a la diversidad de las intervenciones necesarias, este servicio se basa en un enfoque multidisciplinar en el que cada miembro del equipo desempeña un papel específico pero complementario. El auxiliar de enfermería desempeña un papel central en esta dinámica, siendo a la vez el vínculo directo con el paciente y un apoyo esencial para el resto del equipo asistencial, formado por médicos, enfermeros, fisioterapeutas, terapeutas ocupacionales y, en ocasiones, psicólogos.

Las responsabilidades del auxiliar de enfermería de reumatología son variadas y van mucho más allá de los cuidados básicos. En primer lugar, son responsables del seguimiento continuo del estado clínico de los pacientes. Esto incluye la toma periódica de los parámetros vitales, la evaluación del dolor y el control de la movilidad. En estrecha colaboración con el personal de enfermería y los médicos, el auxiliar de enfermería está al frente de la observación de la evolución de los síntomas e informa de cualquier cambio, ya sea un empeoramiento del dolor, la aparición de una nueva inflamación o el aumento de la dificultad para realizar determinados movimientos. Esta vigilancia es crucial, ya que nos permite reaccionar rápida y adecuadamente ante cualquier complicación que pueda surgir.

Una de las principales responsabilidades del auxiliar asistencial es también garantizar el confort físico del paciente, que en reumatología puede ser especialmente delicado. Debido al dolor y la rigidez que provocan, las enfermedades reumáticas a menudo limitan la movilidad de los pacientes. Por tanto, los cuidadores deben ser atentos e ingeniosos a la hora de ayudar a los pacientes a moverse, cambiar de postura o levantarse de la cama. Puede que tengan que utilizar ayudas técnicas como andadores, sillas de ruedas o cojines especiales para evitar las escaras. Estos cuidados, aunque a menudo se perciben como sencillos, requieren una gran sensibilidad hacia las necesidades individuales de los pacientes, así como un perfecto conocimiento de las técnicas de movilización para evitar agravar el dolor o provocar lesiones.

Otro aspecto fundamental del papel del cuidador es la colaboración en la gestión de los tratamientos. Aunque la administración de determinados tratamientos es competencia de enfermeras y médicos, los auxiliares de cuidados desempeñan un papel clave en el seguimiento de los efectos de los tratamientos, en particular los relacionados con el dolor y la inflamación articulares. Por ejemplo, a menudo se encargan de aplicar tratamientos locales como apósitos, aplicar compresas calientes o frías para aliviar el dolor o reducir la inflamación y ayudar a los pacientes a cumplir con su medicación. En el caso de las bioterapias u otros tratamientos específicos, como las inyecciones subcutáneas, el auxiliar de enfermería garantiza una vigilancia adicional de los efectos secundarios, informando inmediatamente de cualquier signo anormal.

Los objetivos del cuidador reumatológico son, por tanto, múltiples, pero todos giran en torno a una meta central: mejorar la calidad de vida de los pacientes, facilitando al mismo tiempo su recuperación y previniendo las complicaciones. Esto implica no sólo aliviar el dolor físico, sino también animar a los pacientes a recuperar cierto grado de autonomía, incluso en las pequeñas actividades cotidianas. El cuidador suele desempeñar un papel clave en la rehabilitación funcional, colaborando con los fisioterapeutas para ayudar a los pacientes con ejercicios de rehabilitación, o ayudando a poner en práctica técnicas para movimientos tan sencillos como vestirse o lavarse.

Por último, la colaboración con el equipo asistencial se extiende también al ámbito psicológico y social. Las enfermedades reumáticas, sobre todo las crónicas, pueden tener un impacto considerable en el estado de ánimo de los pacientes. A través de su contacto diario con los pacientes, los asistentes sanitarios suelen desempeñar un papel de apoyo moral, escucha activa y mediación entre los distintos profesionales sanitarios y el paciente. Pueden ayudar a disipar temores o frustraciones, explicar las instrucciones médicas con mayor claridad o simplemente ser una presencia tranquilizadora en momentos difíciles. Es esta estrecha relación, unida a una estrecha colaboración con todo el equipo sanitario, lo que permite al asistente sanitario tener un impacto significativo en el bienestar general de los pacientes.

Capítulo 2

Anatomía y fisiopatología del sistema musculoesquelético

- **Anatomía de las articulaciones, los huesos y los músculos**

Descripción de las estructuras y sus funciones.

El sistema musculoesquelético es una maravilla de la ingeniería biológica, compuesto por múltiples estructuras que trabajan en armonía para permitir el movimiento, sostener el cuerpo y proteger los órganos vitales. Este sistema se basa en una estrecha interacción entre huesos, articulaciones, músculos, tendones y ligamentos, cada uno con una función muy específica y esencial.

Los huesos son la columna vertebral del cuerpo humano. Forman el esqueleto, una estructura rígida pero dinámica que sostiene el cuerpo y protege los órganos internos. Los huesos son mucho más que simples piezas estructurales: también son el lugar de producción de células sanguíneas en la médula ósea y desempeñan un papel importante en el almacenamiento de minerales, como el calcio y el fósforo, necesarios para muchas funciones fisiológicas. Los huesos varían en forma y tamaño, desde huesos largos como el fémur hasta huesos más planos y protectores como el cráneo, cada uno adaptado a su función precisa.

Las articulaciones son el punto de unión de los huesos. Permiten el movimiento y son cruciales para la flexibilidad y movilidad del cuerpo. Hay varios tipos de articulaciones, algunas inmóviles, como las del cráneo, y otras que permiten una amplia gama de movimientos, como las sinoviales que se encuentran en los hombros, las rodillas y las caderas. Estas articulaciones están lubricadas por líquido sinovial, una sustancia viscosa que reduce la fricción entre los huesos y permite un movimiento fluido. El cartílago, otro componente clave de las articulaciones, actúa como amortiguador, protegiendo los extremos de los huesos de los impactos y el desgaste.

Los músculos son los motores del movimiento. Unidos a los huesos por tendones, los músculos se contraen para generar la fuerza necesaria para mover las estructuras óseas. Hay tres tipos de músculos en el cuerpo humano, pero los que intervienen principalmente en el movimiento son los músculos esqueléticos. Funcionan voluntariamente, bajo el control de nuestro sistema nervioso central, permitiéndonos caminar, correr, levantar objetos o realizar gestos finos como escribir o tocar un instrumento. La contracción muscular se basa en un complejo mecanismo de fibras musculares que se deslizan unas entre otras y que, aunque microscópico, es capaz de producir movimientos de gran amplitud.

Los tendones, que conectan los músculos a los huesos, son estructuras fibrosas fuertes y flexibles. Son esenciales para transmitir la fuerza generada por los músculos a los huesos, permitiendo así el movimiento. Sin tendones, los músculos no podrían ejercer su acción sobre el esqueleto. Estas estructuras están diseñadas para soportar grandes tensiones, pero pueden ser vulnerables al desgaste, sobre todo en condiciones de uso excesivo o inflamación.

Los ligamentos, por su parte, son bandas de tejido conjuntivo que unen los huesos en las articulaciones. Su función principal es estabilizar las articulaciones limitando su amplitud de movimiento y evitando desplazamientos excesivos que podrían dañar las estructuras articulares. Los ligamentos son especialmente importantes en articulaciones complejas y móviles, como las rodillas y los hombros, donde ayudan a prevenir luxaciones y esguinces.

Todas estas estructuras -huesos, articulaciones, músculos, tendones y ligamentos- trabajan en sinergia para garantizar la movilidad y estabilidad del cuerpo. Cuando este sistema funciona correctamente, permite una amplia gama de movimientos, desde el simple mantenimiento de una postura erguida hasta acciones más complejas y precisas. Sin embargo, cualquier alteración en cualquiera de estas estructuras, ya sea causada por enfermedad, lesión o degeneración, puede provocar dolor, pérdida de funcionalidad y deterioro de la calidad de vida. Por este motivo, el conocimiento detallado de estas estructuras y sus funciones es esencial para los profesionales sanitarios, sobre todo en especialidades como la reumatología, donde los trastornos del sistema musculoesquelético constituyen el núcleo del tratamiento.

- ## Mecanismos patológicos de las enfermedades reumáticas
  Procesos inflamatorios, degenerativos y autoinmunes.

Los procesos inflamatorios, degenerativos y autoinmunitarios representan tres mecanismos patológicos principales que afectan al sistema musculoesquelético, cada uno con causas y consecuencias específicas, pero todos conducentes a un deterioro significativo de la función articular, muscular y ósea.

Los procesos inflamatorios están en el corazón de muchas enfermedades reumáticas. La inflamación es la respuesta natural del organismo a una agresión, ya sea una infección, un traumatismo o una irritación. Sin embargo, en las enfermedades inflamatorias crónicas como la artritis reumatoide, esta respuesta se vuelve inapropiada y autosostenida. En lugar de proteger al organismo, la inflamación se prolonga en exceso, dañando las articulaciones. Las células del sistema inmunitario invaden el tejido articular, liberando sustancias inflamatorias que provocan la destrucción progresiva del cartílago y el hueso. Este proceso inflamatorio provoca dolor, hinchazón, pérdida de movilidad y, en última instancia, deformidad articular. Los pacientes que padecen estas enfermedades suelen experimentar rigidez matutina y fatiga intensa, además de dolor articular persistente. Controlar la inflamación es, por tanto, un objetivo central en el tratamiento de las enfermedades reumáticas inflamatorias, con el uso de fármacos antiinflamatorios, inmunosupresores o bioterapias diseñadas para modular la respuesta inmunitaria.

En cambio, **los procesos degenerativos** son la causa de enfermedades como la artrosis. A diferencia de la inflamación crónica, en este caso el problema radica en el desgaste gradual de las estructuras articulares, en particular del cartílago. El cartílago, que normalmente actúa como amortiguador entre los huesos, se deteriora gradualmente bajo el efecto de tensiones mecánicas repetidas o del envejecimiento. Con la pérdida de cartílago, los huesos empiezan a rozarse directamente entre sí, lo que provoca dolor, rigidez y pérdida de funcionalidad. La artrosis suele afectar a las articulaciones que soportan peso, como las rodillas y las caderas, dificultando enormemente actividades sencillas como caminar o subir escaleras. Este proceso degenerativo suele ser irreversible, pero puede ralentizarse mediante intervenciones destinadas a reducir la sobrecarga mecánica de las articulaciones, como la rehabilitación funcional o el uso de prótesis articulares en los casos más avanzados. Aunque no es directamente inflamatoria, la degeneración articular puede provocar episodios de inflamación reactiva cuando los fragmentos de cartílago desgastado irritan la articulación.

Los procesos autoinmunes son otra categoría clave de las enfermedades reumáticas. En estas enfermedades, el sistema inmunitario, que normalmente se encarga de defender al organismo frente a infecciones y agentes extraños, comienza por error a atacar tejidos sanos. La artritis reumatoide y el lupus eritematoso sistémico son dos ejemplos emblemáticos de este mecanismo. En estas enfermedades, las células inmunitarias identifican las articulaciones, la piel u otros órganos como objetivos a eliminar. Esto conduce a una inflamación crónica y a un daño progresivo de los tejidos afectados. A diferencia de la inflamación aguda causada por una infección o lesión, la inflamación autoinmune se perpetúa por anomalías del propio sistema inmunitario, lo que la hace especialmente difícil de controlar. El lupus, por ejemplo, puede afectar a varios sistemas orgánicos además de las articulaciones, incluidos los riñones, el corazón y el sistema nervioso, lo que hace que el tratamiento de la enfermedad sea extremadamente complejo.

Además de causar dolor y daños articulares, estos procesos autoinmunes también tienen un impacto significativo en la salud general de los pacientes. Pueden provocar fatiga crónica, erupciones cutáneas, problemas cardíacos y renales, y afectar significativamente a la calidad de vida. El tratamiento de estas enfermedades autoinmunes suele implicar tratamientos a largo plazo destinados a regular el sistema inmunitario para limitar los daños en articulaciones y órganos. Esto puede incluir el uso de corticosteroides, fármacos inmunosupresores o bioterapias dirigidas a compuestos específicos del sistema inmunitario implicados en el proceso inflamatorio.

En resumen, estos tres mecanismos -inflamación, degeneración y autoinmunidad- no se producen de forma aislada. Pueden coexistir en el mismo paciente, agravando el curso de la enfermedad. Por ejemplo, la inflamación crónica puede acelerar la degeneración del cartílago, mientras que una enfermedad autoinmune puede provocar brotes inflamatorios recurrentes. Comprender estos procesos permite a los cuidadores adaptar los tratamientos en función de la causa subyacente y ofrecer un tratamiento más específico y eficaz, con el objetivo último de mejorar la calidad de vida de los pacientes limitando el dolor, preservando la función articular y frenando la progresión de las lesiones.

- **El impacto de las patologías en la movilidad y la calidad de vida de los pacientes**
  Limitaciones funcionales, dolor crónico y comorbilidades asociadas.

Las enfermedades reumáticas suelen provocar importantes **limitaciones funcionales**, que tienen un profundo impacto en la vida diaria de los pacientes. Estas limitaciones se deben principalmente a la rigidez articular, la pérdida de movilidad y el dolor que afecta a las articulaciones, los músculos y los tendones. Por ejemplo, un paciente con artritis reumatoide puede tener dificultades para hacer algo tan sencillo como girar el pomo de una puerta, abrocharse una camisa o levantarse de una silla. Del mismo modo, una persona con artrosis avanzada puede tener dificultades para caminar, subir escaleras o incluso permanecer de pie durante mucho tiempo. Estas restricciones funcionales no se limitan a los movimientos cotidianos, sino que también afectan a la capacidad del paciente para mantener una actividad profesional o social, lo que puede conducir a una pérdida progresiva de independencia y aislamiento.

Al mismo tiempo, **el dolor crónico** es una carga constante para las personas con enfermedades reumáticas. A diferencia del dolor agudo, que señala una lesión o traumatismo puntual, el dolor crónico en reumatología es persistente y el resultado de un proceso inflamatorio o degenerativo de larga duración. Este dolor puede variar en intensidad, pero a menudo está presente todo el tiempo, es fluctuante y se exacerba especialmente durante el movimiento o el esfuerzo. Esto contribuye a crear un círculo vicioso: el dolor limita la movilidad, lo que conduce a una pérdida de flexibilidad articular y muscular que exacerba aún más el dolor cuando el paciente intenta moverse. Este dolor, que a veces es difuso y difícil de localizar, también puede alterar el sueño, lo que provoca un aumento de la fatiga y dificulta aún más la gestión diaria de los síntomas. Más allá del malestar físico, el dolor crónico también tiene un impacto psicológico importante, que provoca depresión, ansiedad y sentimientos de impotencia.

Las **comorbilidades asociadas** a las enfermedades reumáticas hacen que el cuadro clínico sea aún más complejo. Estas patologías no se limitan a las articulaciones; a menudo tienen repercusiones sistémicas y se asocian con frecuencia a otros problemas de salud. Por ejemplo, la artrosis, debido a la inmovilidad que genera, puede aumentar el riesgo de enfermedades cardiovasculares, como la hipertensión o la insuficiencia cardiaca, ya que los pacientes se vuelven menos activos físicamente. Además, la toma de determinados tratamientos, como los corticoesteroides o los antiinflamatorios no esteroideos (AINE), puede tener efectos secundarios a largo plazo, como hipertensión, osteoporosis o problemas gastrointestinales.

En enfermedades inflamatorias como la artritis reumatoide o el lupus eritematoso sistémico, las comorbilidades son aún más numerosas. Estas enfermedades autoinmunes no sólo afectan a las articulaciones, sino también a otros órganos, creando complicaciones multiorgánicas. Por ejemplo, los pacientes con lupus tienen mayor riesgo de desarrollar problemas renales, trastornos cutáneos y cardiopatías. Además, la inflamación sistémica crónica asociada a la artritis reumatoide se relaciona con un mayor riesgo de enfermedad cardiovascular, osteoporosis y síndrome metabólico. La presencia de estas comorbilidades hace que el tratamiento de la enfermedad sea más complejo y requiera una gestión integral y multidisciplinar.

A menudo los pacientes tienen que hacer malabarismos con varios tratamientos simultáneamente, cada uno dirigido a una afección específica. Por ejemplo, un paciente puede estar recibiendo antiinflamatorios para aliviar el dolor articular, fármacos para controlar la tensión arterial y tratamientos para controlar la diabetes de tipo 2, que puede verse exacerbada por los corticoides. Esta multiplicidad de tratamientos aumenta el riesgo de interacciones farmacológicas, confusión y mal cumplimiento, sobre todo en los ancianos.

Por último, las comorbilidades psicológicas como la ansiedad y la depresión son frecuentes en los pacientes con enfermedades reumáticas crónicas. La carga constante de dolor, la incertidumbre sobre la evolución de la enfermedad y la pérdida gradual de autonomía generan un estrés importante. Los pacientes pueden sentirse indefensos ante brotes inflamatorios impredecibles o la lenta pero inexorable progresión de la degeneración articular. Este estrés psicológico debe tenerse en cuenta en el tratamiento global del paciente, ya que puede alterar la percepción del dolor y exacerbar aún más las limitaciones funcionales.

Capítulo 3

Atención reumatológica básica

- **Control clínico y seguimiento de pacientes reumatológicos.**

  Parámetros vitales, dolor, evaluación de la movilidad.

En el seguimiento de los pacientes reumatológicos, la observación y el control de los **parámetros vitales**, el **dolor** y la **movilidad** son aspectos esenciales para evaluar la evolución de la enfermedad, la eficacia del tratamiento y el bienestar general del paciente. Estos elementos son los pilares de la asistencia diaria, y un seguimiento regular permite ajustar adecuadamente las intervenciones terapéuticas.

Los parámetros vitales son mediciones fundamentales que reflejan el estado general del paciente. En reumatología, aunque las enfermedades afectan principalmente a las articulaciones, también pueden producirse daños sistémicos, por lo que es crucial controlar indicadores como la temperatura corporal, la tensión arterial, la frecuencia cardiaca y la saturación de oxígeno. Por ejemplo, una fiebre persistente puede ser señal de una infección, una complicación frecuente en pacientes que reciben inmunosupresores para afecciones inflamatorias como la artritis reumatoide o el lupus eritematoso sistémico. Del mismo modo, un aumento de la tensión arterial puede ser el signo de una complicación ligada a determinados tratamientos, como los corticosteroides, o a una comorbilidad asociada. La vigilancia de estos parámetros vitales no sólo ayuda a prevenir complicaciones, sino también a detectar signos de deterioro del estado general de salud, que a veces requieren una intervención médica urgente.

El tratamiento y la evaluación **del dolor** también son fundamentales para la atención de los pacientes reumatológicos. El dolor, ya sea agudo o crónico, es un síntoma omnipresente en estas enfermedades. La intensidad, la localización y el tipo de dolor (inflamatorio, mecánico, neuropático) deben evaluarse periódicamente para comprender mejor su origen y adaptar el tratamiento. Los pacientes que padecen artritis reumatoide, por ejemplo, suelen referir dolor inflamatorio, caracterizado por una sensación de calor, hinchazón y rigidez, sobre todo por la mañana. En cambio, los pacientes con artrosis suelen describir un dolor mecánico, que se intensifica tras el esfuerzo y mejora con el reposo. Por lo tanto, la evaluación del dolor debe ser detallada y continua, utilizando herramientas como la escala numérica del dolor o cuestionarios más completos que proporcionen una imagen más clara del impacto del dolor en la vida diaria. Al tener en cuenta los aspectos físicos y psicológicos del dolor, los cuidadores pueden adaptar mejor los tratamientos, ya se trate de medicación, técnicas de rehabilitación o apoyo psicológico.

La **evaluación de la movilidad** es otro aspecto esencial, ya que las enfermedades reumáticas afectan principalmente a la capacidad de movimiento. La movilidad puede verse comprometida a varios niveles: por dolor, por rigidez articular o por debilidad muscular. La evaluación de la movilidad implica algo más que la simple observación de si un paciente puede o no moverse; implica un análisis detallado de cómo realiza movimientos específicos, como levantarse de una silla, caminar una distancia corta, subir escaleras o realizar tareas finas como abrir una botella o manipular objetos. La evaluación también incluye la amplitud de movimiento de las articulaciones, que puede estar restringida por la inflamación o la degeneración, y la fuerza muscular, que puede estar debilitada por el dolor o la falta de ejercicio.

El auxiliar de enfermería desempeña un papel clave en esta evaluación. Al observar los movimientos de los pacientes a diario y tomar nota de las dificultades que encuentran, ayudan a ajustar los programas de rehabilitación y a identificar cuándo es necesaria una intervención adicional, ya sea por parte de un fisioterapeuta o de un terapeuta ocupacional. El cuidador también puede animar a los pacientes a utilizar ayudas técnicas como bastones, andadores u órtesis para facilitar el movimiento y mantener la mayor independencia posible. El seguimiento periódico de la movilidad ayuda a prevenir complicaciones asociadas a la inmovilidad, como escaras o atrofia muscular, y fomenta la rehabilitación activa.

- **Higiene y cuidado de la piel en pacientes con enfermedades reumáticas**

  Precauciones que deben tomarse para evitar las complicaciones cutáneas relacionadas con la inmovilidad.

La inmovilidad prolongada, frecuente en pacientes con enfermedades reumáticas, expone la piel a un alto riesgo de complicaciones, en particular la formación de úlceras por presión. Estas lesiones cutáneas son el resultado de la compresión prolongada de los tejidos blandos entre una superficie rígida, como una cama o una silla, y los huesos subyacentes. Esta compresión continua reduce la circulación sanguínea local, privando a la piel y los tejidos circundantes de oxígeno y nutrientes esenciales, lo que conduce gradualmente a la muerte celular y la formación de heridas. La prevención de estas complicaciones es una prioridad absoluta en el cuidado de los pacientes inmovilizados, y requiere una atención constante y medidas específicas.

La **movilización regular de** los pacientes es la primera medida preventiva esencial para evitar las úlceras por presión y otras complicaciones cutáneas asociadas a la inmovilidad. Es importante cambiar de posición a los pacientes encamados o en silla de ruedas al menos cada dos horas para aliviar la presión en zonas de alto riesgo como el sacro, los talones, las caderas y los codos. Al cambiar de posición con frecuencia, la sangre puede circular más libremente en las zonas comprimidas, reduciendo así el riesgo de isquemia tisular. Los cuidadores, que suelen estar al frente de estos cuidados, desempeñan un papel clave en la movilización periódica, utilizando técnicas de elevación o ajustando cojines y soportes para redistribuir los puntos de presión.

El **uso de colchones y cojines específicos** es otra precaución esencial para evitar complicaciones cutáneas. Los colchones de aire dinámicos, que modifican periódicamente los puntos de presión inflando y desinflando determinadas secciones, son especialmente eficaces para los pacientes confinados en cama durante largos periodos. Del mismo modo, los cojines de posicionamiento de espuma o gel se utilizan para aliviar la presión en zonas vulnerables cuando el paciente está en una silla de ruedas. Estos dispositivos están diseñados para distribuir la presión de forma más uniforme y reducir el riesgo de lesiones cutáneas. Los cuidadores deben asegurarse de que estos dispositivos se utilizan correctamente, se ajustan a las necesidades del paciente y se inspeccionan periódicamente para garantizar su eficacia.

Al mismo tiempo, debe prestarse una atención meticulosa **a la higiene y la hidratación de la piel**. Una piel limpia y bien hidratada es menos vulnerable a las agresiones externas y a las lesiones. La limpieza debe realizarse con regularidad, evitando un frotamiento excesivo que podría irritar la frágil piel. Tras la limpieza, la aplicación de cremas hidratantes adecuadas ayuda a mantener la barrera cutánea en buen estado, evitando la sequedad y las grietas. Debe prestarse especial atención a las zonas propensas a la maceración, como los pliegues cutáneos o las zonas de contacto prolongado con dispositivos médicos, ya que el exceso de humedad debilita la piel y aumenta el riesgo de escaras.

La vigilancia rigurosa del estado de la piel es otro aspecto crucial de la prevención de las complicaciones cutáneas. Los cuidadores deben inspeccionar diariamente la piel del paciente, sobre todo en las zonas de presión, en busca de signos precoces de lesión. El enrojecimiento que no desaparece con la presión suele ser el primer signo de una úlcera por presión incipiente. Si estos signos se detectan pronto, pueden ponerse en marcha medidas preventivas, como cambiar la posición del paciente o utilizar protección adicional, para evitar que la lesión progrese. La evaluación diaria también puede detectar otros problemas cutáneos, como irritaciones, llagas o infecciones, que podrían complicar aún más el estado del paciente.

La nutrición también desempeña un papel fundamental en la salud de la piel y la prevención de complicaciones cutáneas. Los pacientes inmovilizados corren a menudo riesgo de desnutrición, que debilita la resistencia de la piel y ralentiza la cicatrización de las heridas. El aporte de proteínas, vitaminas (sobre todo vitaminas C y E) y minerales como el zinc es esencial para mantener la integridad de la piel y favorecer la regeneración de los tejidos. El auxiliar de enfermería, en colaboración con dietistas y enfermeros, debe asegurarse de que los pacientes reciben una dieta equilibrada y suficiente, o suplementos nutricionales si es necesario, para ayudar a su piel y a su organismo en la prevención de las úlceras por presión.

Por último, la **formación continua de los cuidadores** en técnicas de prevención de úlceras por presión y cuidados específicos de la piel es esencial para garantizar una atención óptima a los pacientes inmovilizados. Con una formación periódica en nuevas tecnologías y buenas prácticas, los auxiliares de cuidados están mejor equipados para detectar signos de deterioro cutáneo e intervenir precoz y adecuadamente.

- **Ayuda a la movilidad y tratamiento del dolor**
  Uso de ayudas técnicas, fisioterapia y apoyo psicológico.
En el tratamiento de los pacientes reumatológicos, el uso de **ayudas técnicas, fisioterapia** y **apoyo psicológico** forman un conjunto coherente que resulta esencial para mejorar la calidad de vida de los pacientes. Estos enfoques complementarios no sólo ayudan a aliviar síntomas físicos como el dolor y las limitaciones funcionales, sino que también satisfacen las necesidades emocionales y psicológicas de los pacientes, a menudo debilitados por la progresión de su enfermedad.

El **uso de ayudas técnicas** desempeña un papel fundamental en el tratamiento de las enfermedades reumáticas, sobre todo cuando la movilidad de los pacientes se ve afectada por el dolor, la rigidez articular o la debilidad muscular. Estos dispositivos, como bastones, andadores, sillas de ruedas y órtesis, están diseñados para compensar las limitaciones físicas al tiempo que fomentan la independencia de los pacientes. Por ejemplo, una persona que padezca artrosis de cadera o rodilla puede beneficiarse de un bastón para aliviar parte del peso que soportan sus articulaciones al caminar. Del mismo modo, los pacientes con artritis reumatoide pueden utilizar férulas para estabilizar las articulaciones afectadas y reducir el dolor durante el movimiento.

El auxiliar de enfermería, junto con el fisioterapeuta y el terapeuta ocupacional, desempeña un papel crucial en la adaptación y el aprendizaje del uso de estas ayudas técnicas. No sólo deben asegurarse de que el equipo se adapte a las necesidades específicas del paciente, sino también de que éste se sienta cómodo utilizándolo a diario. Esto implica a veces formar al paciente en gestos sencillos pero esenciales, como la forma correcta de utilizar un bastón o de levantarse de una silla de ruedas sin riesgo de caerse. Estas ayudas técnicas no sólo contribuyen a reducir el dolor y la fatiga asociados al movimiento, sino que también preservan la sensación de independencia, fundamental para el bienestar psicológico de los pacientes.

Al mismo tiempo, **la fisioterapia** es un pilar esencial en la rehabilitación de los pacientes que padecen enfermedades reumáticas. El papel del fisioterapeuta es restablecer o mantener la movilidad de las articulaciones, fortalecer los músculos debilitados y prevenir la rigidez o deformidad que pueden derivarse de la inmovilidad o el dolor. La fisioterapia no es sólo una serie de ejercicios físicos, sino también un enfoque terapéutico suave que se adapta a las capacidades y limitaciones de cada paciente. En las enfermedades inflamatorias, por ejemplo, como la espondilitis anquilosante, en la que la columna vertebral pierde progresivamente su flexibilidad, el fisioterapeuta propondrá ejercicios específicos de movilidad y estiramiento para prevenir la anquilosis (rigidez articular) y mantener la flexibilidad articular en la medida de lo posible.

Las sesiones de fisioterapia también son esenciales para fortalecer los músculos que rodean y sostienen las articulaciones. La mejora de la fuerza muscular reduce la carga ejercida directamente sobre las articulaciones, lo que ayuda a reducir el dolor y mejorar la función general. Además, la fisioterapia desempeña un papel preventivo para evitar complicaciones secundarias asociadas a la inmovilidad prolongada, como la pérdida o atrofia muscular. El auxiliar de enfermería trabaja activamente con el fisioterapeuta para animar a los pacientes a realizar sus ejercicios con regularidad y a incorporar estos movimientos a su vida diaria, ya sea en el hospital o en casa.

Por último, **el apoyo psicológico** es una parte fundamental de la atención a los pacientes con enfermedades reumáticas crónicas. Vivir con dolor constante, limitaciones físicas y deformidades a veces visibles puede tener un impacto considerable en la autoestima y la salud mental. Enfermedades como la artritis reumatoide o el lupus eritematoso sistémico, que pueden dar lugar a reagudizaciones imprevisibles e incapacitantes, a menudo hacen que los pacientes se sientan ansiosos o desanimados ante la incertidumbre de su estado. El miedo a perder gradualmente su independencia, unido al dolor crónico, también puede provocar depresión.

Al estar en contacto directo con los pacientes a diario, los cuidadores suelen ser los primeros en detectar signos de malestar emocional. Escuchando activamente, animando y validando los sentimientos de los pacientes, ayudan a aligerar la carga psicológica de la enfermedad. A veces, el simple hecho de reconocer la dificultad de vivir con dolor crónico o movilidad reducida ayuda a los pacientes a sentirse comprendidos y apoyados. Este apoyo cotidiano también puede reforzarse trabajando con psicólogos, que proporcionan ayuda especializada para gestionar los aspectos emocionales de la enfermedad, sobre todo cuando aparecen síntomas de depresión o ansiedad.

Los grupos de apoyo y las terapias de grupo también son recursos valiosos para los pacientes con enfermedades crónicas. Compartir su experiencia con otros pacientes que se enfrentan a retos similares ayuda a romper el aislamiento y refuerza la sensación de que no están solos ante su enfermedad. Este tipo de apoyo psicológico puede tener beneficios tanto emocionales como físicos, ya que una moral más alta suele mejorar la percepción del dolor y fomenta una mayor participación en los cuidados.

- **Prevención de escaras y otras complicaciones asociadas a la inmovilidad**
  Técnicas regulares de posicionamiento y movilización.

Las técnicas regulares de posicionamiento y movilización son esenciales en el cuidado de los pacientes, en particular los que padecen enfermedades reumáticas u otras patologías que limitan la movilidad. Estas técnicas están diseñadas para prevenir las complicaciones asociadas a la inmovilidad prolongada, como escaras, contracturas y atrofia muscular, al tiempo que garantizan la comodidad del paciente y preservan su máxima independencia.

La colocación correcta del paciente es el primer aspecto a tener en cuenta para prevenir complicaciones. Cuando un paciente está encamado o en silla de ruedas durante largos periodos, es crucial asegurarse de que el cuerpo está correctamente colocado para evitar puntos de presión, reducir la tensión muscular y favorecer una buena circulación sanguínea. Por ejemplo, en la cama, el paciente debe colocarse de modo que la columna vertebral esté alineada, con un apoyo adecuado para las caderas, rodillas y tobillos. Pueden colocarse cojines bajo las rodillas o entre las piernas para mantener la alineación correcta y evitar que las articulaciones se bloqueen en posiciones incómodas o potencialmente dañinas.

Además, en los pacientes con dolor articular, como los que padecen artritis reumatoide, debe prestarse especial atención a las zonas sensibles. Pueden utilizarse cojines especiales o dispositivos de apoyo para aliviar la presión sobre las articulaciones dolorosas, como las caderas o los hombros, y evitar una fricción excesiva que podría agravar la inflamación o causar llagas. Estas técnicas de instalación están diseñadas para ofrecer el máximo confort, reduciendo al mismo tiempo el riesgo de complicaciones cutáneas o musculoesqueléticas.

Sin embargo, **una instalación correcta** no basta por sí sola para garantizar la salud y el bienestar del paciente. La **movilización regular** es igualmente importante. Cambiar de posición al paciente cada dos horas, por ejemplo, es una medida crucial para prevenir la formación de escaras, que se producen cuando determinadas zonas del cuerpo permanecen sometidas a una presión prolongada. Los pacientes inmovilizados, sobre todo los que no pueden movilizarse por sí mismos, requieren una vigilancia cuidadosa y ayuda para cambiar de posición con regularidad. Esto puede incluir movimientos sencillos, como pasar de la posición supina a la semisentada, o girar al paciente de lado a lado en la cama. Estos cambios de posición no sólo alivian las zonas de presión, sino que también favorecen una mejor circulación sanguínea y evitan el entumecimiento o el dolor asociados a la inmovilidad prolongada.

La movilización no consiste únicamente en cambiar de postura. También incluye técnicas de **movilización pasiva** y **activa**. La movilización pasiva es especialmente útil para los pacientes que tienen una amplitud de movimiento limitada o que son incapaces de moverse por sí mismos. En este método, el cuidador ayuda al paciente a realizar movimientos articulares, como doblar y estirar las rodillas o los brazos, sin que el paciente tenga que hacer ningún esfuerzo. Esto mantiene las articulaciones flexibles, evita la rigidez y favorece la circulación sanguínea. En cambio, la movilización activa consiste en que el paciente participe activamente en los movimientos, aunque necesite ayuda para realizarlos. Este tipo de movilización refuerza los músculos, mejora la coordinación y estimula la autonomía funcional del paciente.

También es importante tener en cuenta las técnicas **de movilización al levantar a un paciente**. Ayudar a un paciente a pasar de una posición sentada a otra de pie, o de una silla a una cama, requiere técnicas adecuadas para evitar lesiones tanto al paciente como al cuidador. El uso de ayudas técnicas como grúas de pacientes, barras de apoyo o cinturones de transferencia puede facilitar estos movimientos al tiempo que garantiza la seguridad.

Aplicando técnicas adecuadas de elevación y transferencia, el cuidador puede animar al paciente a participar en la medida de lo posible, reduciendo la sensación de dependencia y fomentando la independencia.

Por último, la movilización regular también tiene un impacto psicológico positivo en el paciente. El simple hecho de poder moverse, aunque sea con ayuda, o de cambiar de postura con regularidad puede reducir la ansiedad y la sensación de estar "atrapado" en la misma posición. Esto ayuda a mejorar la moral, y una mejor movilidad suele asociarse a una percepción más positiva de la salud general. Además, la movilización ayuda a prevenir complicaciones asociadas a la inmovilidad, como infecciones respiratorias o problemas circulatorios, que pueden surgir cuando los pacientes permanecen inactivos durante demasiado tiempo.

Capítulo 4

Apoyo a los pacientes

- **Escucha activa y comunicación con los pacientes reumatológicos**

  La importancia de una relación basada en la confianza, teniendo en cuenta el dolor y los miedos.

La **relación de confianza** entre el paciente y el equipo sanitario es un pilar fundamental de la gestión de las enfermedades crónicas, especialmente en reumatología, donde el dolor, las limitaciones funcionales y la incertidumbre sobre el curso de la enfermedad son realidades cotidianas para los pacientes. Esta relación, que se construye con el tiempo, desempeña un papel crucial no sólo en la adherencia al tratamiento, sino también en el bienestar psicológico y emocional del paciente. Cuando los pacientes se sienten comprendidos, escuchados y respetados, están más dispuestos a expresar sus necesidades y preocupaciones, y a participar activamente en su propio proceso de curación.

La importancia de esta **confianza** se manifiesta ante todo en el tratamiento del dolor, a menudo omnipresente en los pacientes que padecen enfermedades reumáticas. El dolor, ya sea agudo o crónico, tiene un gran impacto en la calidad de vida. Pero la percepción de este dolor varía de un individuo a otro y depende de muchos factores, entre ellos el apoyo emocional recibido. Cuando el cuidador se toma el tiempo de escuchar las descripciones del dolor, sin minimizar su intensidad o frecuencia, permite que el paciente se sienta escuchado y tomado en serio. Esta validación de los síntomas es esencial, ya que muestra al paciente que se reconoce su sufrimiento, lo que suele ser el primer paso hacia el alivio, ya sea físico o psicológico.

Tratar el dolor de los pacientes no consiste simplemente en administrar medicación. También significa adaptar los cuidados y las acciones cotidianas a los niveles de dolor declarados. Por ejemplo, los auxiliares de cuidados pueden ajustar la forma en que ayudan a un paciente a levantarse o a darse la vuelta en la cama, prestando atención a los movimientos que podrían exacerbar el dolor. El simple hecho de preguntar periódicamente sobre el dolor y sugerir ajustes o alternativas refuerza la relación de confianza. Demuestra a los pacientes que su comodidad es una prioridad y que pueden confiar en que el equipo asistencial ajustará los cuidados a sus necesidades reales.

Al mismo tiempo, **tener en cuenta** los **temores del** paciente es igualmente crucial. Las enfermedades reumáticas, en particular las formas crónicas como la artritis reumatoide o la espondilitis anquilosante, suelen ir acompañadas de una serie de temores: miedo al empeoramiento de los síntomas, miedo a la pérdida de autonomía y miedo al dolor futuro. Estos miedos, aunque puedan parecer abstractos, son realidades profundamente sentidas por los pacientes y que influyen en su estado de ánimo a diario. No reconocerlos, o ignorarlos, puede conducir al aislamiento emocional, sintiéndose el paciente incomprendido o abandonado ante la gravedad de su situación.

El auxiliar de enfermería, al estar cerca del paciente, tiene un papel único a la hora de aceptar y gestionar estos miedos. A menudo son los primeros en percibir los signos de ansiedad o duda en el paciente. Al crear un entorno tranquilizador en el que los pacientes se sientan libres para expresar sus temores sin ser juzgados, el auxiliar de enfermería puede ayudar a disipar algunos de estos temores. Simplemente haciendo preguntas abiertas, escuchando activamente y respondiendo con empatía puede ayudar a reducir el estrés que siente el paciente. No se trata necesariamente de tranquilizar superficialmente al paciente, sino de ayudarle a comprender su enfermedad proporcionándole información clara y respondiendo a sus preguntas.

Los temores sobre el futuro -como la progresión de la enfermedad o el miedo a volverse dependiente- también deben abordarse con sensibilidad. Explicar a los pacientes las distintas fases posibles de la enfermedad, las opciones de tratamiento a largo plazo y los recursos disponibles para ayudarles a seguir siendo lo más independientes posible puede disipar algunas de estas ansiedades. La transparencia, combinada con un apoyo constante, ayuda a reducir la incertidumbre, lo que a su vez contribuye a reforzar la relación de confianza.

Por último, es importante reconocer que esta relación de confianza se construye no sólo en torno a los aspectos técnicos de los cuidados, sino también a través de la **presencia humana** del cuidador. Estar disponible, incluso para simples gestos o intercambios cotidianos, refuerza esta conexión. Una sonrisa, una palabra de aliento o un momento de escucha pueden tener un impacto significativo en la moral del paciente. Este sentimiento de apoyo, tanto físico como emocional, ayuda a los pacientes a superar los momentos difíciles y a afrontar su enfermedad con mayor serenidad.

- **Apoyo psicológico a pacientes con enfermedades crónicas**
  La importancia de la empatía y el apoyo ante los retos diarios.

La empatía y el **apoyo** son elementos esenciales en la atención a los pacientes con enfermedades crónicas, especialmente en reumatología, donde los retos diarios son numerosos y están profundamente arraigados en la realidad del dolor, la fatiga y las limitaciones funcionales. Estas enfermedades, a menudo invisibles para los demás, enfrentan a los pacientes a un sufrimiento interior constante, que no se limita únicamente al dolor físico, sino que se extiende también a las dimensiones psicológica y emocional. En este contexto, la empatía y el apoyo que ofrecen los cuidadores desempeñan un papel crucial para aliviar esta carga y mejorar la calidad de vida de los pacientes.

La empatía permite a los cuidadores ponerse en el lugar del paciente, imaginar cómo se siente ante el dolor crónico, la pérdida de movilidad o la incertidumbre sobre la evolución de su enfermedad. Es mucho más que un simple acto de simpatía o benevolencia; es una auténtica comprensión emocional de la experiencia de la enfermedad, que permite dar una respuesta adaptada a las necesidades específicas de cada paciente. Al ser empático, el cuidador reconoce que cada paciente vive su enfermedad de forma diferente, y que el impacto psicológico del dolor o la pérdida de autonomía puede ser tan importante como los propios síntomas físicos. Esta comprensión permite personalizar los cuidados y responder a las expectativas emocionales del paciente, reforzando la relación de confianza y favoreciendo una mayor cooperación en el tratamiento.

La empatía se manifiesta en muchos aspectos de la asistencia. Por ejemplo, cuando un paciente expresa dolor o frustración por sus limitaciones físicas, la escucha atenta y la ausencia de juicios de valor son signos claros de empatía. Al tomarse el tiempo necesario para escuchar, incluso cuando lo que se dice parece simple o banal, el cuidador está demostrando que reconoce la realidad de los retos a los que se enfrenta el paciente a diario. Esta escucha activa crea un espacio en el que los pacientes se sienten seguros para expresar sus emociones, miedos o ansiedades, sin temor a ser malinterpretados o minimizados. Este apoyo emocional es tanto más valioso cuanto que los pacientes con enfermedades crónicas a veces pueden sentirse aislados, incluso cuando están rodeados de sus seres queridos, porque su dolor o su fatiga son difíciles de compartir o explicar.

El **apoyo** en los **retos cotidianos** es tan importante como la empatía. Los pacientes reumatológicos se enfrentan a dificultades constantes para realizar tareas sencillas que antes se daban por sentadas, como levantarse, vestirse o caminar. Estas tareas cotidianas se convierten en pruebas en sí mismas, y los pacientes pueden sentirse rápidamente abrumados por la acumulación de pequeñas victorias necesarias para simplemente pasar el día. El papel del cuidador es fundamental en este caso: ofrecer tanto apoyo físico, mediante gestos adecuados, como apoyo emocional, animando al paciente a no desanimarse ante estos retos.

Este apoyo adopta la forma de acciones concretas. Por ejemplo, ayudar a un paciente a utilizar ayudas técnicas, mostrarle cómo ajustar su entorno para hacerlo más funcional o sugerirle soluciones para reducir la fatiga o el dolor asociados a determinadas actividades cotidianas. Este apoyo no sólo es práctico, sino que también aumenta la confianza del paciente en su capacidad para recuperar cierto grado de independencia.

Aunque la enfermedad limite sus movimientos o capacidades, los pacientes pueden sentir que siguen controlando su vida diaria, gracias a la asistencia atenta y proactiva de su cuidador.

Tampoco hay que subestimar la importancia del **apoyo moral** ante una enfermedad fluctuante. Las enfermedades reumáticas suelen caracterizarse por brotes y remisiones, lo que crea una sensación de imprevisibilidad que puede resultar mentalmente agotadora para el paciente. La incertidumbre sobre el futuro, los periodos de aumento del dolor o las limitaciones repentinas pueden provocar un profundo desánimo. En esos momentos, la empatía por sí sola no basta; se necesita un apoyo activo, una presencia constante que recuerde al paciente que no está solo en su lucha. Los ánimos, los pequeños gestos y el acompañamiento de los pacientes en cada etapa de su tratamiento contribuyen a levantarles la moral y a darles la energía que necesitan para afrontar estos momentos difíciles.

El apoyo psicológico es especialmente importante para ayudar a los pacientes a aceptar su enfermedad y hacer frente a los trastornos que conlleva. Trabajando con psicólogos o terapeutas, el cuidador puede orientar al paciente hacia recursos adicionales, pero su propio papel sigue siendo esencial: ser una figura de confianza, en la que el paciente sepa que puede confiar día a día. El apoyo emocional del cuidador a menudo ayuda a aliviar la ansiedad, la depresión y la soledad que suelen acompañar a las enfermedades crónicas.

- **Apoyo a pacientes al final de la vida o en fases críticas.** Cuidados paliativos, tratamiento del dolor y apoyo a la familia.

El **enfoque paliativo** en reumatología, como en otras áreas de la medicina, se centra en apoyar a los pacientes que padecen enfermedades crónicas progresivas con un pronóstico incierto o reservado. A diferencia del enfoque curativo, cuyo objetivo es curar, el enfoque paliativo se centra en la calidad de vida, tratando de aliviar el dolor y satisfacer las necesidades físicas, emocionales y espirituales de los pacientes. Este enfoque es especialmente crucial para los pacientes en fases avanzadas de enfermedades reumáticas graves, o cuando el tratamiento ya no es capaz de detener la progresión de la enfermedad. Implica no sólo un tratamiento cuidadoso de los síntomas, sino también un apoyo holístico que abarque tanto al paciente como a su familia.

El tratamiento del dolor es uno de los principales ejes de este enfoque. En las enfermedades reumáticas crónicas, el dolor se convierte a menudo en un compañero cotidiano, fluctuante en intensidad pero omnipresente. En los cuidados paliativos, el objetivo es reducir este dolor en la medida de lo posible para que los pacientes puedan recuperar un cierto grado de confort, respetando al mismo tiempo sus deseos y prioridades en la vida. Esto se consigue con tratamientos farmacológicos, pero también con enfoques no farmacológicos. Los analgésicos, ya sean suaves como el paracetamol o más potentes como los opiáceos, se utilizan en función de la intensidad del dolor y de las necesidades del paciente. La titulación de las dosis y la adaptación continua de los tratamientos son esenciales para lograr un equilibrio entre el alivio del dolor y el mantenimiento de una calidad de vida óptima, sin causar efectos secundarios excesivos.

Sin embargo, **el tratamiento del dolor** no depende únicamente de la medicación. En cuidados paliativos, técnicas como el masaje, la relajación, la termoterapia (aplicación de calor o frío) e incluso la movilización suave pueden desempeñar un papel importante en el alivio del dolor articular o muscular. Los enfoques complementarios, como la musicoterapia o la meditación guiada, también pueden ofrecer alivio psicológico al ayudar al paciente a centrarse en algo distinto del dolor, al tiempo que promueven una sensación general de calma.

Además de tratar el dolor, el enfoque paliativo concede gran importancia al **apoyo emocional y psicológico**, tanto para el paciente como para su familia. Cuando un paciente con una enfermedad reumática pasa a la fase paliativa, a menudo se enfrenta a sentimientos de pérdida, miedo e incertidumbre sobre el futuro. El cuidador, en colaboración con el equipo multidisciplinar, se convierte en una figura clave en este delicado periodo, ofreciendo un oído atento y una presencia tranquilizadora. A veces, la simple presencia de un cuidador empático, dispuesto a escuchar las preocupaciones del paciente, responder a sus preguntas o apoyarle en los momentos de duda, puede aportar un inmenso consuelo.

El **apoyo a las familias** es otro aspecto esencial del enfoque paliativo. Las personas cercanas a un paciente en fase avanzada de una enfermedad crónica también suelen experimentar angustia, al sentirse impotentes ante el sufrimiento de su ser querido. Pueden experimentar sentimientos de culpa, tristeza o frustración, y necesitan apoyo para comprender la progresión de la enfermedad y las opciones disponibles para aliviar a su ser querido. En este caso, el auxiliar de enfermería desempeña el papel de mediador entre el equipo médico y la familia, explicándoles claramente las intervenciones propuestas, tranquilizándoles sobre los cuidados que se les están prestando y ofreciéndoles un espacio de diálogo abierto en el que puedan expresar y escuchar las preocupaciones de sus seres queridos.

Además, el enfoque paliativo implica prepararse para el final de la vida, un tema que a menudo resulta difícil de abordar para las familias. Los cuidadores deben mostrar una gran sensibilidad y delicadeza a la hora de apoyar a los familiares en este proceso, respetando al mismo tiempo los deseos del paciente. Esto puede implicar decisiones sobre la limitación de tratamientos agresivos, la organización de los cuidados en el domicilio o el respeto de los deseos del paciente respecto a sus últimos momentos. Al ayudar a la familia a comprender mejor este proceso, el equipo sanitario puede reducir el estrés y la ansiedad asociados a la incertidumbre, y permitir que los seres queridos se concentren en proporcionar apoyo emocional a su ser querido.

El apoyo **familiar** no se limita a gestionar los aspectos médicos. También incluye la ayuda en el duelo y la superación de la pérdida. Cuando se acerca el final de la vida, las familias necesitan saber que no están solas en este difícil momento. Manteniendo un diálogo abierto, explicando los cambios que pueden producirse y proporcionando apoyo psicológico continuo, el equipo asistencial ayuda a los familiares a afrontar este periodo de transición con mayor serenidad. Tras el fallecimiento, se puede ofrecer un seguimiento para ayudar a las familias en el proceso de duelo, ya sea mediante grupos de apoyo o entrevistas individuales con psicólogos.

Capítulo 5

Tratamiento del dolor

- **Tipos de dolor en reumatología**

Dolor inflamatorio, mecánico y neuropático.

El dolor inflamatorio, el **mecánico** y el **neuropático** son tres tipos distintos de dolor, cada uno con mecanismos subyacentes específicos y manifestaciones diferentes, y cada uno requiere enfoques terapéuticos distintos. En reumatología, la distinción entre estos tipos de dolor es crucial para orientar el tratamiento y ofrecer a los pacientes un alivio eficaz y duradero.

El dolor inflamatorio suele estar presente en las enfermedades reumáticas crónicas, como la artritis reumatoide o la espondilitis anquilosante. Este tipo de dolor es el resultado de un proceso inflamatorio, en el que el sistema inmunitario ataca por error a las articulaciones, provocando la inflamación de los tejidos que rodean la articulación. Esta inflamación provoca hinchazón, enrojecimiento, calor en la articulación y dolor intenso. El dolor inflamatorio tiende a empeorar en reposo y al despertarse, sobre todo por la mañana, y la rigidez articular dura varias horas antes de mejorar a lo largo del día a medida que el paciente se mueve. El movimiento, lejos de agravar el dolor, tiende a aliviarlo gradualmente, a diferencia de otras formas de dolor. El tratamiento del dolor inflamatorio se basa en el uso de antiinflamatorios no esteroideos (AINE), corticosteroides o bioterapias para reducir la respuesta inflamatoria y, en consecuencia, aliviar el dolor.

El dolor mecánico, en cambio, está vinculado a un proceso degenerativo, en el que el desgaste de las articulaciones, los músculos o los tendones desempeña un papel fundamental. El ejemplo más común es la artrosis, una enfermedad degenerativa en la que el cartílago articular se desgasta gradualmente, dejando que los huesos rocen directamente entre sí. Esta fricción provoca un dolor especialmente intenso durante el movimiento o el esfuerzo, como caminar, subir escaleras o levantar objetos. A diferencia del dolor inflamatorio, el dolor mecánico suele mejorar con el reposo e intensificarse con la actividad. Suele localizarse en las articulaciones que soportan peso, como las rodillas o las caderas, donde el desgaste es más pronunciado. Los pacientes pueden sentir crujidos o chirridos en las articulaciones durante el movimiento, que es un signo distintivo de esta forma de dolor. El tratamiento del dolor mecánico incluye el control del peso para reducir la presión sobre las articulaciones, ejercicios de rehabilitación para fortalecer los músculos circundantes y el uso de analgésicos para aliviar el dolor. En algunos casos avanzados, puede ser necesaria la cirugía, como la sustitución articular, para restablecer la función articular.

El dolor neuropático es completamente diferente del dolor inflamatorio o mecánico. Es el resultado de una lesión o disfunción del sistema nervioso, que provoca una sensación de dolor sin ninguna estimulación dolorosa externa. En otras palabras, el sistema nervioso envía señales de dolor anormales al cerebro, incluso en ausencia de daño tisular directo o inmediato. Este tipo de dolor suele describirse como ardor, descargas eléctricas, hormigueo o entumecimiento. En reumatología, el dolor neuropático puede asociarse a afecciones como la espondilitis anquilosante, en la que los nervios pueden estar comprimidos por vértebras fusionadas o por la inflamación de los tejidos que rodean las articulaciones vertebrales. También puede producirse tras una lesión nerviosa debida a una intervención quirúrgica o a un traumatismo articular. A diferencia del dolor inflamatorio o mecánico, el dolor neuropático suele ser más difícil de tratar, ya que no responde bien a los tratamientos analgésicos convencionales. A menudo se utilizan fármacos específicos para el dolor neuropático, como los anticonvulsivantes o ciertos antidepresivos, para modular la actividad nerviosa y reducir estas sensaciones anormales. También pueden ser útiles enfoques complementarios, como la estimulación eléctrica transcutánea (TENS) o las técnicas de relajación.

Es importante señalar que estos tres tipos de dolor -inflamatorio, mecánico y neuropático- pueden coexistir en el mismo paciente, creando un cuadro clínico complejo de tratar. Por ejemplo, un paciente con artrosis avanzada puede desarrollar también un componente inflamatorio si fragmentos de cartílago irritan la articulación, o dolor neuropático debido a la compresión nerviosa causada por la deformidad articular. Por lo tanto, el tratamiento de estos tipos de dolor requiere una evaluación detallada para adaptar el tratamiento a cada tipo de dolor y proponer un enfoque multimodal.

- **Estrategias no farmacológicas para aliviar el dolor**
  Masaje, termoterapia, movilización suave, relajación.

El masaje, la **termoterapia**, la **movilización suave** y la **relajación** son enfoques complementarios esenciales en el tratamiento de pacientes que sufren dolor crónico y limitaciones funcionales, especialmente en reumatología. Cada una de estas técnicas ayuda a aliviar los síntomas, mejorar la movilidad y ofrecer una sensación general de bienestar, al tiempo que se integra armoniosamente con los tratamientos médicos o de rehabilitación.

El masaje es una forma de terapia manual que desempeña un papel clave en el tratamiento del dolor muscular y articular. Relaja los músculos contraídos, a menudo asociados con el dolor crónico, y mejora la circulación sanguínea local, lo que ayuda a oxigenar los tejidos y reducir la inflamación leve. Al aplicar una presión suave y específica, el masajista o el asistente también pueden reducir la tensión muscular causada por posturas compensatorias, frecuentes en pacientes que sufren dolor articular. Por ejemplo, un paciente con artrosis de rodilla puede sobrecargar inconscientemente otras partes del cuerpo, como la zona lumbar o las caderas, lo que provoca un dolor secundario. El masaje alivia estas zonas de tensión, al tiempo que proporciona una sensación de relajación y bienestar general. El masaje es especialmente beneficioso para los pacientes que sufren dolor mecánico, pero también puede utilizarse para aliviar los músculos en pacientes que sufren dolor inflamatorio, siempre que la técnica se adapte para no exacerbar la inflamación.

La termoterapia utiliza el calor o el frío para aliviar el dolor y la rigidez articulares. El tratamiento con calor, aplicado a menudo en forma de compresas calientes, almohadillas térmicas o baños

56

calientes, es especialmente eficaz para relajar los músculos y mejorar la circulación sanguínea, lo que ayuda a reducir la rigidez y aumentar la flexibilidad de las articulaciones. El calor suele recomendarse a pacientes que padecen afecciones como la artrosis, en la que el desgaste del cartílago hace que el movimiento resulte doloroso y rígido. Al aumentar el flujo sanguíneo a músculos y articulaciones, la termoterapia favorece una mejor oxigenación de los tejidos y ayuda a evacuar las toxinas que pueden contribuir a la inflamación local. Por otra parte, el frío, aplicado en forma de bolsas de hielo o compresas frías, es especialmente útil para reducir la inflamación y la hinchazón durante los brotes inflamatorios, como en la artritis reumatoide o la gota. El frío provoca vasoconstricción, lo que limita la afluencia de líquido inflamatorio a la articulación, aliviando así el dolor agudo y la hinchazón.

La movilización suave es una técnica crucial en la rehabilitación de pacientes con enfermedades reumáticas. Consiste en movimientos lentos y controlados de las articulaciones, ya sean pasivos (en los que el cuidador ayuda al paciente a moverse sin esfuerzo) o activos (en los que el propio paciente participa en el movimiento). La movilización suave ayuda a mantener o mejorar la amplitud articular, prevenir la rigidez y fortalecer los músculos que sostienen las articulaciones. En enfermedades como la espondilitis anquilosante, en la que la columna vertebral tiende a volverse progresivamente rígida, la movilización suave ayuda a mantener la flexibilidad en la medida de lo posible y a evitar que las articulaciones se bloqueen en posiciones incapacitantes. Aunque suave, esta técnica es también una forma de prevenir la atrofia muscular en pacientes inmovilizados o con poca movilidad. Proporciona una estimulación continua de músculos y articulaciones, sin sobrecargarlos ni agravar el dolor existente. Como complemento de los cuidados físicos, la movilización suave ayuda a los pacientes a mantener cierto nivel de independencia y comodidad en su vida cotidiana.

Por último, **la relajación** desempeña un papel fundamental en el tratamiento del dolor crónico y el malestar emocional asociado a las enfermedades reumáticas. La relajación permite a los pacientes reducir sus niveles de estrés, que a menudo son un factor agravante en la percepción del dolor. Técnicas como la respiración profunda, la meditación guiada y la visualización positiva ayudan a calmar el sistema nervioso, reducir la tensión muscular involuntaria y disminuir el umbral del dolor. En reumatología, la relajación puede utilizarse junto con otras técnicas para ayudar a los pacientes a gestionar mejor los momentos de crisis, ofreciéndoles herramientas para relajarse mental y físicamente. La relajación progresiva, por ejemplo, en la que el paciente contrae y luego relaja cada grupo muscular en secuencia, ayuda a que el cuerpo sea consciente de las tensiones y las libere. Esta práctica ayuda a reducir la ansiedad, mejorar la calidad del sueño y promover un estado general de bienestar, que es esencial para los pacientes que sufren dolor crónico.

- **Implicación del auxiliar de enfermería en el tratamiento del dolor causado por la medicación.**
  Seguimiento del tratamiento, cumplimiento, posibles efectos secundarios.

Controlar el tratamiento, garantizar **su cumplimiento** y gestionar **los posibles efectos secundarios** son componentes esenciales de la gestión de los pacientes reumatológicos. Estos elementos desempeñan un papel fundamental en la eficacia de los tratamientos y la calidad de vida de los pacientes, sobre todo en el caso de enfermedades crónicas como la artritis reumatoide, el lupus eritematoso sistémico y la artrosis grave. Una gestión cuidadosa y rigurosa de los tratamientos no sólo contribuye a optimizar los resultados clínicos, sino que también evita complicaciones relacionadas con efectos indeseables.

El seguimiento del tratamiento implica un control regular y cuidadoso de la respuesta del paciente a las terapias prescritas. En las enfermedades reumáticas, los tratamientos suelen incluir antiinflamatorios no esteroideos (AINE), corticosteroides, inmunosupresores o bioterapias. Cada uno de estos tratamientos, aunque diseñados para controlar la inflamación, reducir el dolor o ralentizar la progresión de la enfermedad, requiere una evaluación continua de su eficacia y adecuación a las necesidades individuales del paciente. Por ejemplo, los AINE, utilizados para reducir la inflamación y el dolor, deben vigilarse estrechamente debido a los riesgos potenciales para el aparato digestivo, en particular las úlceras gástricas. Del mismo modo, las bioterapias, dirigidas a componentes específicos del sistema inmunitario, deben administrarse bajo estricta supervisión para garantizar que no debilitan excesivamente las defensas inmunitarias del paciente, aumentando así el riesgo de infecciones.

El papel del equipo asistencial, y en particular del auxiliar de enfermería, es fundamental en este seguimiento. El auxiliar de enfermería observa los signos de mejoría o deterioro, como la disminución del dolor o la inflamación articular o, por el contrario, la aparición de nuevos síntomas como fiebre o enrojecimiento inusual. En colaboración con el equipo médico, pueden informar de cualquier cambio en el estado del paciente, lo que permite ajustar las dosis o modificar los tratamientos en función de las respuestas individuales. El seguimiento también incluye análisis periódicos, como análisis de sangre para comprobar si se producen efectos adversos graves, como daños hepáticos o renales, frecuentes con determinados tratamientos inmunosupresores o antiinflamatorios.

El cumplimiento terapéutico, es decir, la capacidad del paciente para seguir correctamente las recomendaciones del tratamiento, es otro factor importante para el éxito de la atención reumatológica. Los pacientes que padecen enfermedades crónicas suelen tener que tomar varios medicamentos durante largos periodos, a veces de por vida, y esta constancia puede ser difícil de mantener. Los olvidos, las molestias al tomar la medicación y los efectos secundarios pueden afectar al cumplimiento. Es más, algunos pacientes, ante la falta inmediata de resultados visibles, pueden tener la tentación de cambiar ellos mismos su tratamiento, lo que puede tener graves consecuencias para su estado de salud.

Los cuidadores desempeñan un papel clave a la hora de animar a los pacientes a cumplir con su medicación. Pueden, por ejemplo, asegurarse de que el paciente comprende la importancia de tomar las dosis prescritas a horas regulares, al tiempo que le informan de los efectos esperados del tratamiento, tanto positivos como potencialmente desagradables. Al explicar claramente los beneficios a largo plazo del cumplimiento del tratamiento, ayuda al paciente a darse cuenta de que la estabilización de la enfermedad, o la reducción de los brotes inflamatorios, depende de una regularidad rigurosa. También puede sugerir soluciones prácticas para mejorar el cumplimiento, como el uso de pastilleros o recordatorios de medicación a través de aplicaciones móviles, o fomentar sesiones de educación terapéutica.

Por último, la gestión de **los posibles efectos secundarios** es una preocupación importante en el tratamiento reumatológico. Todo fármaco, sobre todo cuando se utiliza a largo plazo, conlleva el riesgo de efectos secundarios, y es esencial anticiparse a ellos para minimizarlos. Por ejemplo, los corticoesteroides, aunque son eficaces para reducir la inflamación y aliviar el dolor, pueden tener efectos secundarios importantes cuando se toman durante un periodo prolongado, como osteoporosis, aumento de peso, debilitamiento de la piel y mayor riesgo de infección. Las bioterapias, por su parte, pueden debilitar el sistema inmunitario y exponer a los pacientes a infecciones graves. En este contexto, es crucial controlar periódicamente los parámetros de salud de los pacientes, en particular mediante análisis de sangre y otros análisis médicos.

Al estar en contacto diario con el paciente, el auxiliar de enfermería suele ser el primero en detectar signos de efectos secundarios. Pueden observar síntomas como molestias estomacales, hemorragias inusuales, fatiga excesiva o signos de infección. Informando rápidamente de estos síntomas al equipo médico, se pueden hacer ajustes para evitar complicaciones graves. Por ejemplo, en caso de problemas gastrointestinales con los AINE, puede añadirse un protector gástrico al tratamiento, o puede ajustarse una bioterapia en caso de descenso significativo de los glóbulos blancos, lo que indicaría un debilitamiento del sistema inmunitario.

La educación del paciente también desempeña un papel importante en la gestión de los efectos secundarios. Es esencial que los pacientes estén informados de los posibles efectos secundarios antes de iniciar un nuevo tratamiento, para que puedan reconocer a tiempo las señales de alarma. Esto permite una intervención precoz y limita el riesgo de complicaciones. El cuidador puede tranquilizar al paciente diciéndole que la mayoría de los efectos secundarios son manejables y temporales, al tiempo que le da consejos prácticos sobre cómo controlarlos, como ajustar la dieta o tomar medidas para protegerse de las infecciones.

Capítulo 6

Asistencia técnica en reumatología

- **Administración de tratamientos específicos**
  Infusiones, inyecciones subcutáneas e intramusculares.

Las infusiones, las **inyecciones subcutáneas** y las **inyecciones intramusculares** son modos de administración esenciales en el tratamiento de las enfermedades reumáticas, sobre todo cuando los tratamientos orales no son suficientes o no se adaptan a las necesidades específicas del paciente. Estas técnicas permiten administrar fármacos con eficacia, a menudo a largo plazo, y son cruciales para controlar enfermedades inflamatorias, autoinmunes o degenerativas como la artritis reumatoide, la espondilitis anquilosante o el lupus eritematoso sistémico.

Las infusiones consisten en la administración intravenosa de fármacos directamente en el torrente sanguíneo, normalmente mediante una infusión lenta durante un periodo de tiempo determinado. En reumatología, las infusiones suelen utilizarse para administrar bioterapias, inmunosupresores o tratamientos basados en anticuerpos monoclonales, que se dirigen específicamente a moléculas del sistema inmunitario responsables de la inflamación. Estos tratamientos suelen prescribirse cuando las terapias orales ya no son capaces de controlar la inflamación, o cuando el paciente presenta formas graves de enfermedad inflamatoria.

La ventaja de la infusión es que permite una difusión rápida y controlada del fármaco por todo el organismo, lo que garantiza una acción rápida y eficaz. Además, debido a la naturaleza prolongada de estos tratamientos, las infusiones suelen administrarse a intervalos regulares, que oscilan entre unas semanas y varios meses, lo que ayuda a mantener una concentración estable del fármaco en la sangre. Las infusiones requieren una vigilancia cuidadosa durante su administración, debido al riesgo de reacciones alérgicas o efectos secundarios inmediatos. El auxiliar de enfermería desempeña un papel clave en esta vigilancia, observando los signos de malestar, enrojecimiento u otros síntomas anormales en el paciente, al tiempo que se asegura de que la infusión se realiza en condiciones óptimas.

Las inyecciones subcutáneas son otro método utilizado habitualmente en reumatología para administrar fármacos, en particular bioterapias o determinados fármacos inmunosupresores. Estas inyecciones consisten en introducir el fármaco en la capa grasa bajo la piel, donde se absorbe lentamente en el torrente sanguíneo. Se utilizan con frecuencia en enfermedades crónicas, ya que permiten administrar pequeñas cantidades de medicamento de forma regular y controlada durante un periodo prolongado. Por ejemplo, los pacientes con artritis reumatoide pueden recibir inyecciones subcutáneas de bioterapias cada una o dos semanas.

Una de las ventajas de las inyecciones subcutáneas es que a menudo pueden ser administradas en casa por el propio paciente, tras una formación adecuada. Esto permite una mayor autonomía y reduce la necesidad de acudir al hospital para cada administración. En este caso, el cuidador desempeña un papel esencial en la educación terapéutica del paciente, enseñándole buenas prácticas de autoadministración de inyecciones, asegurándose de que se siguen las técnicas de higiene y preparación, y vigilando cualquier reacción local, como enrojecimiento, hinchazón o dolor en el lugar de la inyección. El cuidador también puede proporcionar apoyo psicológico, asegurando al paciente que puede aplicar las inyecciones de forma independiente y controlar cualquier molestia.

Por último, **las inyecciones intramusculares** son otra vía de administración muy utilizada, sobre todo cuando el fármaco debe absorberse rápidamente o cuando es irritante para el tejido subcutáneo. Este tipo de inyección consiste en introducir el fármaco directamente en un músculo, donde es absorbido rápidamente por los vasos sanguíneos que irrigan los músculos. Las inyecciones intramusculares se utilizan a menudo para administrar corticosteroides como parte del tratamiento de brotes inflamatorios agudos, como en la artritis reumatoide o la espondilitis anquilosante. Estas inyecciones pueden aliviar rápidamente los síntomas, sobre todo en los ataques graves, cuando la inflamación articular es intensa y el dolor debe controlarse rápidamente.

La administración intramuscular suele realizarse en músculos grandes, como el deltoides (hombro), el vasto lateral (muslo) o los glúteos. Requiere una técnica determinada para evitar complicaciones como lesiones nerviosas o vasculares, y el cuidador debe asegurarse de que se siguen protocolos estrictos de higiene y anatomía para garantizar una inyección segura. Tras la inyección, también es importante vigilar al paciente para detectar posibles efectos secundarios, como dolor excesivo, inflamación del lugar de la inyección o signos de infección.

La vigilancia de los efectos secundarios es una característica común de todas estas formas de administración. Cada método -infusión, inyección subcutánea o intramuscular- conlleva riesgos específicos, ya sean efectos inmediatos como reacciones alérgicas, o efectos más retardados como infecciones, enrojecimiento o dolor persistente en el lugar de la inyección. Al estar a menudo en contacto directo con el paciente, el auxiliar de enfermería es un agente clave en la detección precoz de estas complicaciones. Al observar atentamente los signos clínicos y mantener una comunicación regular con el paciente, pueden informar rápidamente de cualquier problema al equipo médico, lo que permite adaptar el tratamiento si es necesario.

- **Seguimiento del tratamiento con bioterapias e inmunosupresores**
  Funciones y precauciones de los auxiliares sanitarios en relación con el riesgo de infección.

Los auxiliares **sanitarios** desempeñan un papel esencial en la prevención y gestión del **riesgo de infección**, sobre todo en pacientes con enfermedades reumáticas, muchos de los cuales reciben tratamientos inmunosupresores o bioterapéuticos que los hacen más vulnerables a las infecciones. Dado que su sistema inmunitario está debilitado, estos pacientes corren un mayor riesgo de desarrollar infecciones oportunistas, ya sean de origen bacteriano, vírico o fúngico. Por lo tanto, la vigilancia y las precauciones de los cuidadores son cruciales para evitar estas complicaciones, que pueden conducir a un empeoramiento de la enfermedad y comprometer la eficacia del tratamiento.

Una de las principales **funciones del auxiliar asistencial** es garantizar la aplicación estricta de las medidas de higiene, tanto para sí mismo como para el paciente. El cumplimiento de prácticas básicas, como el lavado regular de las manos con agua y jabón o el uso de soluciones hidroalcohólicas, es fundamental para reducir el riesgo de transmisión de gérmenes. Los cuidadores también deben asegurarse de que los pacientes cumplen estas medidas higiénicas, especialmente en situaciones de alto riesgo como antes de las comidas, después de ir al baño o cuando se requiere el cuidado de heridas o la aplicación de inyecciones. El simple hecho de recordar al paciente la importancia de estas medidas, explicándoselas de forma didáctica, puede contribuir a limitar la propagación de agentes infecciosos.

Los asistentes sanitarios también deben prestar especial atención al **entorno** del paciente. La desinfección periódica de superficies y equipos médicos es esencial para reducir el riesgo de infección. Esto incluye los objetos que se tocan con frecuencia, como picaportes, teléfonos y equipos médicos utilizados por el paciente. También se debe velar por mantener una limpieza estricta en las zonas en las que esté presente el paciente, en particular garantizando que la ropa de cama se cambie con regularidad y que el equipo médico se esterilice después de cada uso.

Debido a su tratamiento, los pacientes inmunodeprimidos son más propensos a contraer infecciones respiratorias, infecciones urinarias e infecciones cutáneas. Por ello, es esencial que los cuidadores **observen** atentamente a los pacientes para detectar los primeros signos de infección. Estos pueden incluir la aparición de fiebre, escalofríos, dolor o enrojecimiento de una herida, tos persistente, dolor de garganta o signos de cansancio inusual. Por ejemplo, una fiebre leve que pasaría desapercibida en un paciente inmunocompetente puede ser el primer signo de una infección grave en un paciente sometido a bioterapia o inmunosupresores. Al detectar estos signos a tiempo, el asistente sanitario puede alertar al equipo médico y permitir un tratamiento precoz, que es esencial para evitar que el estado del paciente se deteriore.

La **administración de cuidados**, ya sea en forma de infusiones, inyecciones subcutáneas o cuidado de heridas, también requiere una mayor vigilancia por parte del asistente. Los procedimientos técnicos requieren una asepsia rigurosa para evitar la contaminación. Antes de cada tratamiento, hay que desinfectar la piel del paciente con un antiséptico adecuado y utilizar material estéril. En caso de infusiones o inyecciones, es importante vigilar los puntos de inyección para detectar cualquier signo de infección local, como enrojecimiento, hinchazón o dolor anormal. Si se observa alguna anomalía, el asistente sanitario debe informar inmediatamente al equipo médico para prevenir una infección más grave, como la septicemia.

Otro aspecto importante del papel del cuidador es la **educación del paciente**. Los pacientes inmunodeprimidos deben ser informados de las precauciones que deben tomar para protegerse de las infecciones. Por ejemplo, el cuidador puede explicarles la importancia de evitar el contacto con personas enfermas, especialmente durante los periodos de gripe o epidemias víricas. También es importante concienciarles de los riesgos de las infecciones transmitidas por los alimentos, dándoles consejos sobre el almacenamiento adecuado de los alimentos, la higiene alimentaria y la importancia de cocinar bien la carne y lavar bien la fruta y la verdura. Estos consejos pueden parecer obvios, pero son esenciales para los pacientes con sistemas inmunitarios debilitados.

Por último, el asistente sanitario debe **estar** atento a las vacunas del paciente, ya que algunas pueden ser necesarias para prevenir infecciones graves, pero otras pueden estar contraindicadas debido al tratamiento inmunosupresor. Por ejemplo, las vacunas vivas atenuadas, como la de la varicela o la de la fiebre amarilla, no suelen estar recomendadas para estos pacientes. En cambio, la vacunación contra la gripe o el neumococo suele recomendarse para proteger contra infecciones potencialmente graves. El auxiliar de enfermería, en colaboración con el equipo médico, debe velar por que los pacientes estén debidamente informados y sigan las recomendaciones de vacunación adecuadas a su estado de salud.

- **Preparación para exámenes diagnósticos específicos**
  Radiografías, ecografías, escáneres, resonancias magnéticas y seguimiento posterior al examen.

Los exámenes médicos por imagen, como **radiografías**, **ecografías**, **escáneres** y **resonancias magnéticas**, desempeñan un papel esencial en el diagnóstico, seguimiento y tratamiento de las enfermedades reumáticas. Estas herramientas permiten visualizar en detalle las estructuras óseas, articulares y musculares, y detectar anomalías que no serían visibles sólo con un examen clínico. Cada uno de estos exámenes tiene indicaciones específicas, y su uso conjunto permite a los médicos comprender mejor la evolución de la enfermedad y adaptar los tratamientos en consecuencia. El papel del auxiliar de enfermería es importante a varios niveles: en la preparación del examen, en el acompañamiento del paciente y en el **seguimiento posterior al examen**, especialmente en el caso de procedimientos más invasivos.

Las radiografías son una de las pruebas de imagen más utilizadas en reumatología. Permiten visualizar las estructuras óseas y detectar signos de deformación articular, fracturas, osteoporosis o degeneración, como en la artrosis. Las radiografías se utilizan a menudo para evaluar la evolución de enfermedades como la artritis reumatoide, en las que el objetivo es detectar la erosión ósea o la reducción del espacio articular. El auxiliar asistencial desempeña un papel fundamental en la preparación del paciente, asegurándose de que se quita cualquier objeto metálico que pueda interferir en la toma de imágenes, como joyas o relojes, y tranquilizando al paciente asegurándole que el examen es indoloro y rápido.

La ecografía se utiliza en reumatología para visualizar tejidos blandos como tendones, músculos y ligamentos, así como las membranas sinoviales que rodean las articulaciones. Es especialmente útil para detectar inflamaciones, derrames articulares o lesiones tendinosas, sobre todo en enfermedades como la espondilitis anquilosante o la gota. La ecografía no es invasiva y no implica riesgo de exposición a radiaciones, por lo que es la técnica de elección para el seguimiento periódico. El auxiliar de enfermería asiste al paciente durante la exploración, colocándolo correctamente en la camilla y asegurándose de que la zona a examinar está despejada. También tranquilizará al paciente si expresa alguna preocupación sobre la exploración, explicándole que la ecografía es rápida y segura.

La gammagrafía es un examen más específico, utilizado a menudo para detectar anomalías óseas difusas o inflamaciones ocultas que otras técnicas no logran identificar. Se basa en la inyección de un producto radiactivo en el organismo, que se une a zonas de gran actividad ósea, como los focos de inflamación o reparación ósea. La gammagrafía es especialmente útil para diagnosticar enfermedades inflamatorias sistémicas, como el lupus o la artritis reumatoide, al revelar zonas de inflamación activa en todo el esqueleto. El auxiliar de enfermería desempeña un papel crucial en la preparación del paciente antes de la inyección del radiofármaco, asegurándose de que el paciente está informado del procedimiento y de las precauciones que debe tomar después de la inyección. Después de la exploración, el paciente puede necesitar beber mucha agua para ayudar a eliminar el producto radiactivo, y el auxiliar de enfermería puede estar presente para recordarle estas instrucciones y vigilar su estado general.

La IRM (resonancia magnética) es una técnica de imagen de vanguardia que proporciona una visión detallada de las estructuras de los tejidos blandos, los huesos y las articulaciones sin necesidad de rayos X. Es especialmente valiosa para detectar lesiones sutiles en cartílagos, tendones, músculos o discos intervertebrales. Es especialmente valiosa para detectar lesiones sutiles en cartílagos, tendones, músculos o discos intervertebrales. En reumatología, la RM suele utilizarse para evaluar patologías complejas, como la espondilitis anquilosante o las lesiones articulares de la artritis reumatoide, en las que se requiere una evaluación más precisa de los tejidos. Sin embargo, el examen puede ser fuente de ansiedad para algunos pacientes, debido al ruido producido por la máquina y a la sensación de confinamiento en el túnel de la RM. En este caso, el asistente sanitario desempeña un papel fundamental para tranquilizar al paciente, explicarle las etapas de la exploración y asegurarse de que se sienta cómodo antes de que comience el procedimiento. También puede estar presente después de la exploración para comprobar que el paciente se encuentra bien, ya que puede sentir una ligera sensación de cansancio o malestar después de pasar mucho tiempo en la máquina.

Una vez realizadas las exploraciones de imagen, el **control posterior a la exploración** se convierte en un paso esencial, sobre todo después de procedimientos que implican la inyección de productos de contraste, como en el caso de la gammagrafía o determinadas resonancias magnéticas. El asistente sanitario debe asegurarse de que el paciente no presenta una reacción alérgica o un efecto secundario indeseable tras la administración de estas sustancias. Esto incluye la vigilancia de signos de malestar, erupciones cutáneas, dificultad respiratoria o náuseas. Si se sospecha una reacción, el asistente sanitario avisa inmediatamente al equipo médico para que pueda tratarse rápidamente. También puede ser necesario recordar al paciente que beba mucho líquido después de determinadas exploraciones para ayudar a eliminar los productos de contraste o las sustancias inyectadas.

Al mismo tiempo, el auxiliar asistencial se asegura de que el paciente esté bien informado sobre los pasos siguientes. Esto puede incluir instrucciones específicas basadas en los resultados esperados del examen, o consejos sobre el seguimiento médico a corto plazo. Por ejemplo, si el diagnóstico por imagen revela una inflamación activa o lesiones importantes, es posible que el paciente deba modificar su tratamiento o someterse a más pruebas.

Capítulo 7

Ayuda a la rehabilitación funcional

*   **Trabajar con fisioterapeutas y terapeutas ocupacionales.**
    Fomentar la movilidad, utilizando equipos de rehabilitación.

Fomentar la movilidad y **utilizar equipos de rehabilitación** son dos elementos fundamentales en el cuidado de los pacientes con enfermedades reumáticas, ya que ayudan a preservar o restablecer la función articular y muscular. Las enfermedades reumáticas, como la artritis reumatoide, la artrosis o la espondilitis anquilosante, suelen provocar una pérdida de movilidad debido al dolor, la inflamación o la deformación de las articulaciones. Si esta inmovilidad no se controla, puede provocar un aumento de la rigidez, pérdida de fuerza muscular y una disminución gradual de la independencia del paciente. Por eso, fomentar la movilidad y utilizar equipos de rehabilitación adecuados son prioridades para los cuidadores, que velan por mantener la independencia de los pacientes en la medida de lo posible.

Fomentar la movilidad empieza por guiar gradualmente a los pacientes a través de movimientos adaptados a sus capacidades y estado de salud. El dolor y la fatiga crónica pueden disuadir a los pacientes de moverse, pero es esencial explicarles que incluso una actividad moderada y regular puede mejorar la circulación sanguínea, reducir la rigidez articular y fortalecer los músculos. Los cuidadores desempeñan un papel clave en este proceso, sugiriendo ejercicios sencillos y tranquilizando a los pacientes sobre los beneficios de estos movimientos. Por ejemplo, pueden animar a realizar actividades como levantarse regularmente de una silla, caminar unos pasos con ayuda técnica si es necesario, o realizar estiramientos suaves que respeten los límites articulares del paciente. Estos gestos pueden parecer mínimos, pero a largo plazo ayudan a mantener cierto grado de flexibilidad articular y evitan el agarrotamiento.

El papel del cuidador no se limita al estímulo verbal, sino que también implica **una participación activa** para ayudar al paciente a realizar los movimientos correctamente, procurando no agravar el dolor. Esto puede incluir asistencia física al pasar de estar sentado a estar de pie, ajustar la postura del paciente al caminar o estirarse, y utilizar técnicas seguras de elevación o traslado para pacientes con una pérdida importante de movilidad. El auxiliar de cuidados también observa las reacciones del paciente durante estas actividades, adaptando los ejercicios en función de la tolerancia al dolor y la capacidad funcional.

El uso de **equipos de rehabilitación** es otro componente esencial para ayudar a los pacientes a recuperar o mantener su movilidad. Estos equipos están diseñados para sostener las articulaciones y los músculos a la vez que facilitan el movimiento, permitiendo al paciente rehabilitarse sin riesgo de lesiones. Entre los dispositivos más comunes se encuentran los andadores, los bastones, las órtesis y las sillas de ruedas, que ayudan a los pacientes a desplazarse de forma independiente al tiempo que reducen la carga sobre las articulaciones doloridas. El auxiliar de enfermería desempeña un papel crucial a la hora de educar al paciente en el uso correcto de estos equipos. Deben asegurarse de que los dispositivos estén bien adaptados a la morfología y las necesidades del paciente, que se ajusten a la altura correcta y que el paciente se sienta cómodo utilizándolos con total seguridad.

También existen **equipos de rehabilitación activa**, como bicicletas estáticas, cintas de correr o tablas de equilibrio, que se utilizan bajo la supervisión de profesionales sanitarios para ayudar a fortalecer los músculos, mejorar el equilibrio y estimular la coordinación. Estos aparatos permiten a los pacientes moverse de forma controlada, con un seguimiento personalizado para evitar cualquier riesgo de lesión. El auxiliar de enfermería puede participar en esta reeducación animando al paciente a utilizar los aparatos con regularidad y en colaboración con los fisioterapeutas o terapeutas ocupacionales que supervisan las sesiones. También puede ayudar a organizar estas sesiones y motivar al paciente para que continúe sus ejercicios de forma regular, destacando los progresos realizados y los beneficios a largo plazo.

En los centros de rehabilitación o incluso en casa, también es habitual el uso de **sistemas de suspensión** y otros equipos para aliviar el peso corporal durante el ejercicio. Estos dispositivos permiten incluso a los pacientes más frágiles realizar movimientos funcionales sin soportar todo el peso de su cuerpo, lo que reduce la presión sobre las articulaciones y facilita la movilidad. Esto permite una rehabilitación progresiva, al tiempo que proporciona un entorno seguro en el que reanudar la actividad física.

No hay que subestimar la importancia de la **constancia en** el uso de estos equipos y el fomento de la movilidad. La regularidad es la clave para obtener resultados tangibles en términos de flexibilidad, fuerza e independencia. Por lo tanto, la labor del cuidador consiste en mantener motivado al paciente, apoyándole cuando se sienta desanimado y adaptando los ejercicios o el uso del equipo a medida que cambie su estado. Esto puede implicar la celebración de pequeñas victorias, como un paseo más suave, una reducción de la rigidez matutina o incluso una disminución del dolor tras un periodo de actividad.

La **movilización precoz** también es crucial. Cuanto antes se anime a los pacientes a movilizarse como parte de su enfermedad o tras una intervención quirúrgica, menos probabilidades tendrán de desarrollar complicaciones asociadas a la inmovilidad, como úlceras por presión, pérdida muscular o anquilosis articular. El auxiliar asistencial se asegura de que se aprovechen todas las oportunidades de movilización, trabajando en colaboración con el resto del equipo asistencial para elaborar un plan de rehabilitación individualizado que tenga en cuenta las capacidades y objetivos del paciente.

- **Técnicas de movilización pasiva y activa**
  Enfoques prácticos para ayudar a la recuperación funcional.

Los enfoques prácticos para ayudar a la recuperación funcional son esenciales en el cuidado de los pacientes con enfermedades reumáticas o que han sido sometidos a cirugía, ya que tienen como objetivo restaurar la movilidad, la fuerza y la autonomía de los pacientes de la forma más eficaz posible. La recuperación funcional se basa en una combinación de ejercicios adaptados, técnicas de movilización y reeducación progresiva, teniendo en cuenta el estado de salud general del paciente y las características específicas de su patología.

El primer paso en la **recuperación funcional** es una evaluación precisa de las capacidades residuales del paciente. Esto permite elaborar un plan de rehabilitación personalizado, fijando objetivos realistas pero también ambiciosos, teniendo en cuenta las limitaciones funcionales actuales y buscando al mismo tiempo una mejora progresiva. El auxiliar de enfermería, en colaboración con el equipo médico y los fisioterapeutas, desempeña un papel clave en la observación de los movimientos cotidianos del paciente, sus reacciones al dolor y su tolerancia al esfuerzo. Esta observación permite reajustar constantemente el enfoque de la rehabilitación en función de los progresos realizados o de los obstáculos encontrados.

Uno de los **métodos prácticos** más utilizados es la **movilización pasiva**. Esta técnica consiste en movilizar las articulaciones y los músculos del paciente sin ningún esfuerzo por su parte. Es especialmente útil para los pacientes que padecen rigidez articular, dolor intenso o inmovilidad prolongada. La movilización pasiva, realizada por un asistente o un fisioterapeuta, ayuda a prevenir contracturas musculares, mantener cierta amplitud de movimiento en las articulaciones y estimular la circulación sanguínea. Por ejemplo, en el caso de un paciente con artritis reumatoide u osteoartritis, las articulaciones de la rodilla o la cadera pueden flexionarse y extenderse suavemente para evitar que se bloqueen en una posición fija. Esta técnica, aunque pasiva, es crucial para mantener la flexibilidad articular y preparar al paciente para una movilización más activa lo antes posible.

La movilización activa, que a menudo sigue a una fase de movilización pasiva, es una etapa decisiva en la recuperación funcional. En ella, los pacientes participan activamente en sus propios movimientos, realizando ejercicios bajo supervisión. Estos movimientos suelen ser sencillos al principio, como levantar una pierna, doblar un brazo o girar la cabeza. Poco a poco, a medida que el paciente gana fuerza y confianza, los ejercicios se intensifican. El cuidador anima y apoya al paciente durante estos ejercicios, asegurándose de que los movimientos se realizan correctamente para evitar cualquier empeoramiento del dolor o la lesión. La movilización activa es esencial para fortalecer los músculos debilitados por la inmovilidad y recuperar la resistencia muscular necesaria para los movimientos cotidianos.

Los ejercicios de equilibrio y coordinación también son cruciales para la recuperación funcional, sobre todo en pacientes que han sufrido dolores crónicos que afectan a su postura y estabilidad. Los ejercicios sencillos, como ponerse de pie sobre una pierna, caminar sobre una línea o utilizar una tabla de equilibrio, ayudan a fortalecer los músculos estabilizadores y a reeducar al sistema nervioso para mantener una postura correcta. Para los pacientes con problemas de equilibrio, como los que padecen espondilitis anquilosante o ciertas formas de artrosis, estos ejercicios son esenciales para prevenir las caídas y promover una marcha más segura. El cuidador puede estar presente durante estas sesiones para garantizar la seguridad del paciente, proporcionándole apoyo físico si es necesario, y para animarle a superar sus miedos a las caídas.

El **uso de ayudas técnicas**, como andadores, bastones u órtesis, es también un enfoque práctico para apoyar la recuperación funcional. Estos dispositivos permiten a los pacientes recuperar su movilidad al tiempo que reducen la carga sobre las articulaciones dañadas. Los cuidadores deben asegurarse de que estos equipos se ajustan correctamente a la morfología y el nivel de movilidad del paciente. Además, deben asegurarse de que el paciente sepa utilizar estas ayudas técnicas de forma independiente y segura, al tiempo que supervisan los progresos a lo largo del tiempo. Por ejemplo, un paciente que empieza con un andador puede cambiar gradualmente a un bastón, señal de que ha mejorado su estabilidad y su fuerza muscular.

Las técnicas de fortalecimiento muscular son otro aspecto fundamental de la recuperación funcional. Tras un periodo de inmovilidad, los músculos se debilitan e incluso pueden atrofiarse. Por lo tanto, es crucial fortalecerlos gradualmente para que el paciente pueda recuperar su independencia. Esto se consigue mediante ejercicios específicos diseñados para trabajar grupos musculares concretos evitando sobrecargar las articulaciones afectadas. Por ejemplo, pueden utilizarse bandas elásticas o pequeñas pesas para fortalecer suavemente los músculos de los brazos o las piernas. El cuidador puede ayudar al paciente en estos ejercicios, animándole a mantener una postura correcta y a realizar los movimientos suavemente, sin forzar.

Por último, la **rehabilitación respiratoria y cardiovascular** es a veces necesaria para los pacientes cuya movilidad ha estado limitada durante mucho tiempo. El ejercicio ligero, como caminar a un ritmo gradual o utilizar una bicicleta estática, puede ayudar a mejorar la resistencia cardiovascular y restablecer la capacidad pulmonar óptima. El cuidador vigila la tolerancia al ejercicio, asegurándose de que el paciente no muestre signos de agotamiento o dificultad respiratoria, y fomenta un progreso lento pero constante hacia una actividad física más sostenida.

- **Adaptar el entorno para promover la independencia de los pacientes**
  Acondicionamiento de habitaciones y asesoramiento a las familias sobre adaptaciones del hogar.

El **diseño del dormitorio** y el **asesoramiento a las familias sobre el hogar** son aspectos esenciales del cuidado de pacientes con enfermedades crónicas o limitaciones funcionales. Un entorno bien adaptado puede mejorar mucho la seguridad, comodidad e independencia del paciente, al tiempo que facilita el trabajo de cuidadores y familiares. Tanto en el hospital como en casa, es crucial crear un entorno vital que minimice el riesgo de caídas, facilite la movilidad y fomente la independencia.

En un entorno hospitalario, la **distribución de la habitación** debe estar diseñada para facilitar el movimiento y los cuidados. Es importante que el espacio esté lo suficientemente despejado para permitir el uso de ayudas a la movilidad, como una silla de ruedas, un andador o un bastón. La disposición de los muebles, como la cama asistencial, la mesilla de noche y las sillas, debe optimizarse para que el paciente pueda acceder a ellos fácilmente sin tener que desplazarse demasiado ni levantarse con demasiada frecuencia. Las camas sanitarias regulables en altura y reclinables desempeñan un papel fundamental para facilitar los cuidados y mejorar la comodidad del paciente. Estas camas facilitan los cambios de posición, alivian los puntos de presión y previenen la formación de escaras, al tiempo que ayudan a los cuidadores a evitar una manipulación física excesiva.

Además de la cama, la accesibilidad de los equipos y objetos personales debe ser prioritaria. Es aconsejable colocar al alcance de la mano los objetos que el paciente utiliza con más frecuencia, como el mando a distancia, el teléfono, el agua, la medicación y los dispositivos de llamada de emergencia. Las barandillas fijadas a la pared o a los lados de la cama también pueden ayudar a los pacientes a levantarse con más facilidad y seguridad. Aunque sencillas, estas características reducen la dependencia y permiten a los pacientes conservar cierto grado de independencia.

Para los pacientes que pasan gran parte del día en la cama, es esencial proporcionar **ayudas técnicas**, como cojines ergonómicos, reposapiés o cojines antiescaras, para evitar el dolor asociado a la inmovilidad y mantener una buena postura. Los auxiliares de enfermería, en colaboración con los fisioterapeutas, velan por que estos equipos se ajusten periódicamente en función de las necesidades del paciente.

Cuando el paciente vuelve a casa, es igual de importante **preparar el entorno vital** de modo que la vida diaria sea lo más fluida y segura posible. Las familias deben estar bien informadas de los ajustes necesarios para garantizar un entorno seguro y funcional. El primer aspecto a tener en cuenta es la seguridad en el hogar, en particular **la prevención de caídas**, que son uno de los principales riesgos para las personas con movilidad reducida. Para ello hay que eliminar obstáculos en el suelo, como alfombras resbaladizas, cables eléctricos mal dispuestos o muebles mal colocados. Es aconsejable dejar espacios suficientemente amplios para que el paciente pueda moverse libremente con una ayuda para la movilidad, como un bastón o un andador.

También se recomienda instalar **barras de apoyo** en lugares estratégicos, como el cuarto de baño, cerca del inodoro o a lo largo de los pasillos, para que los desplazamientos sean más seguros. En los cuartos de bañolos , asientos o taburetes de ducha pueden ayudar a los pacientes a lavarse con seguridad, sin riesgo de resbalar. Las alfombrillas antideslizantes son esenciales, sobre todo en zonas húmedas. Para los pacientes que tienen dificultades para entrar y salir de la bañera, puede ser necesario plantearse arreglos más amplios, como instalar duchas o bañeras con puertas.

La **habitación del paciente** en casa debe diseñarse con el mismo cuidado que en un entorno hospitalario. Si es posible, debe estar situada en la planta baja para evitar las escaleras, que pueden ser un obstáculo importante para la movilidad. También puede considerarse la posibilidad de disponer de una cama médica en casa para facilitar los cuidados y proporcionar mayor comodidad al paciente. Además, se recomienda encarecidamente el uso de **sistemas de llamada de emergencia**, como pulseras o colgantes conectados, para que el paciente pueda ponerse rápidamente en contacto con un familiar o un servicio de urgencias en caso necesario.

También es importante **asesorar a** los familiares **sobre la gestión cotidiana de** los cuidados en el domicilio. Los familiares que

81

cuidan del paciente deben ser informados de las buenas prácticas para ayudar en las transferencias, como pasar de una posición sentada a otra de pie o levantarse de la cama, sin riesgo de lesionarse a sí mismos o al paciente. Los profesionales sanitarios pueden organizar cursos de formación o demostraciones prácticas para enseñar técnicas seguras de elevación o traslado.

Además de proporcionar cuidados, los cuidadores también desempeñan un papel clave en la **educación de las familias**. Les orientan sobre la importancia de la actividad física diaria para prevenir la rigidez articular y el desacondicionamiento muscular. Se recomiendan ejercicios sencillos adaptados al estado del paciente, como estiramientos suaves o paseos cortos y regulares por la casa. El auxiliar de enfermería también puede asesorar sobre el uso correcto de ayudas técnicas, como andadores o sillas de ruedas, para que el paciente pueda seguir desplazándose con seguridad.

Por último, hay que tener en cuenta el **entorno psicológico** del paciente. Volver a casa puede ser una fuente de estrés y ansiedad para los pacientes, debido al miedo a caerse o a perder su independencia. Hay que concienciar a las familias de la importancia de mantener una actitud alentadora y positiva, respetando al mismo tiempo el ritmo del paciente. Un entorno tranquilo, tranquilizador y afectuoso favorece no sólo la recuperación física, sino también el bienestar mental del paciente.

Capítulo 8

Urgencias reumatológicas

- **Situaciones de urgencia frecuentes en este servicio**
  Ataques agudos de gota, exacerbaciones de poliartritis, infecciones graves.

Los ataques agudos de gota, las **exacerbaciones de la artritis reumatoide** y las **infecciones graves** son complicaciones frecuentes en el tratamiento de los pacientes con enfermedades reumáticas. Estos episodios, que suelen ser repentinos y dolorosos, requieren una respuesta rápida y adecuada, ya que pueden afectar considerablemente a la calidad de vida de los pacientes, empeorar su estado general de salud y provocar complicaciones a largo plazo si no se tratan adecuadamente.

Los ataques agudos de gota suelen producirse repentinamente y causar un dolor intenso, con mayor frecuencia en las articulaciones de las extremidades inferiores, sobre todo en el dedo gordo del pie. Este dolor se debe a la formación de cristales de ácido úrico que se acumulan en la articulación, provocando una grave inflamación. La articulación se pone rápidamente roja, caliente, hinchada y extremadamente sensible, hasta el punto de que incluso tocar una sábana puede resultar insoportable para el paciente. Los ataques de gota suelen desencadenarse por una dieta rica en purinas (carne roja, marisco, alcohol), episodios de deshidratación o ciertos medicamentos.

El tratamiento de un **ataque agudo de gota** se basa principalmente en el control del dolor y la inflamación. Los antiinflamatorios no esteroideos (AINE) suelen utilizarse como primera línea para aliviar el dolor, a veces acompañados de corticosteroides para reducir la inflamación más rápidamente. Debe animarse a los pacientes a descansar e inmovilizar la articulación afectada durante el ataque. Los cuidadores pueden desempeñar un papel vital asegurándose de que los pacientes tomen su medicación a intervalos regulares y aplicando compresas frías para reducir la inflamación. Fuera de los ataques, la educación sobre la dieta, la hidratación y el control del peso puede prevenir nuevos ataques, ayudando a limitar las recurrencias.

Las exacerbaciones de la artritis reumatoide representan otro reto importante en el tratamiento de los pacientes reumáticos. La artritis reumatoide es una enfermedad inflamatoria autoinmune crónica en la que el sistema inmunitario ataca por error los tejidos articulares, lo que provoca una inflamación persistente. Durante una exacerbación, el dolor articular se intensifica, las articulaciones se hinchan más y el paciente puede experimentar rigidez prolongada, sobre todo por las mañanas. Estas exacerbaciones pueden ser impredecibles y muy incapacitantes, dificultando enormemente las actividades cotidianas.

El control de **las reagudizaciones de la poliartritis** suele requerir ajustes del tratamiento. Los pacientes sometidos a tratamiento de fondo (inmunosupresores, bioterapias) pueden necesitar un aumento temporal de su dosis o la adición de corticosteroides para controlar la inflamación. Durante un ataque, es importante dejar descansar las articulaciones afectadas, pero no debe prolongarse, ya que puede provocar rigidez articular y pérdida muscular. Los cuidadores deben fomentar la movilización suave lo antes posible, así como el uso de ayudas técnicas para evitar sobrecargar las articulaciones afectadas. Además, el seguimiento periódico de los parámetros inflamatorios y los síntomas es esencial para ajustar los tratamientos a tiempo.

El apoyo emocional durante estas exacerbaciones también es crucial. Los pacientes pueden sentirse frustrados o incluso deprimidos por la incertidumbre de la enfermedad y los episodios repentinos de dolor. El cuidador desempeña un papel clave en la prestación de apoyo psicológico, explicando las opciones de tratamiento y haciendo hincapié en que, aunque estas reagudizaciones son angustiosas, pueden controlarse con un tratamiento adecuado.

Las infecciones graves son otra complicación importante en los pacientes reumáticos, sobre todo en los que toman fármacos inmunosupresores para controlar su enfermedad. Estos tratamientos, aunque eficaces para reducir la inflamación articular, también debilitan las defensas inmunitarias del paciente, haciéndolo más vulnerable a las infecciones. Estas infecciones pueden adoptar la forma de neumonía, infecciones urinarias o infecciones cutáneas, y pueden agravarse rápidamente debido al debilitamiento de la respuesta inmunitaria.

Cuando se produce una **infección grave** en un paciente inmunodeprimido, debe tratarse inmediatamente. Los síntomas a los que hay que prestar atención son fiebre, escalofríos, fatiga intensa, tos persistente o dolor localizado (como en el caso de las infecciones urinarias). El cuidador, que suele ser el primero en detectar estos signos, debe reaccionar rápidamente informando al equipo médico y asegurándose de que el paciente recibe la atención adecuada, incluidos antibióticos o antivirales si es necesario. El tratamiento de las infecciones en estos pacientes es complejo, ya que puede ser necesario suspender temporalmente los tratamientos inmunosupresores para permitir que el sistema inmunitario combata la infección. Sin embargo, esto también puede aumentar el riesgo de brotes inflamatorios, lo que exige un delicado equilibrio entre el tratamiento de la infección y el control de la enfermedad subyacente.

Además del tratamiento médico, la **prevención de infecciones** en pacientes inmunodeprimidos es esencial. Esto incluye la aplicación de medidas higiénicas estrictas, la educación de los pacientes sobre la importancia de la vacunación (en particular contra la gripe y el neumococo) y la concienciación sobre la necesidad de evitar los entornos de alto riesgo durante las epidemias víricas.

- **Qué hacer en caso de urgencia médica**
  Reacciones rápidas, llamadas de emergencia, primeros auxilios.
La capacidad de **reaccionar con rapidez**, realizar las **llamadas de emergencia** oportunas y prestar **primeros** auxilios es esencial para hacer frente a situaciones críticas en el entorno asistencial o

en el domicilio. Estas habilidades les permiten actuar con eficacia en caso de deterioro repentino del estado de salud de un paciente, ya sea debido a una complicación médica, un accidente o una emergencia potencialmente mortal. Los cuidadores, que a menudo están en primera línea en estas situaciones, deben ser capaces de mantener la calma y reaccionar mientras realizan las acciones adecuadas para estabilizar al paciente hasta que llegue la ayuda o un médico.

Cuando se produce una emergencia, el primer paso es **reaccionar rápidamente** para evaluar la gravedad de la situación. Esto requiere una vigilancia constante para detectar los primeros signos de deterioro, como alteraciones de la consciencia, dificultades respiratorias, dolor torácico o signos de shock, como palidez extrema, sudores fríos o pulso débil y rápido. La observación cuidadosa de los cambios en el estado del paciente, junto con el conocimiento de su historial médico, permite al auxiliar de enfermería identificar rápidamente cuándo una situación es crítica.

En esos momentos, **controlar el pánico** es crucial. Los cuidadores deben mantener la calma para poder tomar rápidamente las decisiones adecuadas. Una vez reconocida la emergencia, la primera acción suele ser alertar al equipo médico o ponerse en contacto con los servicios de emergencia. Esta **llamada de emergencia** debe realizarse lo antes posible, ya que cada minuto cuenta en situaciones como una parada cardiaca, una dificultad respiratoria o una hemorragia. El cuidador debe proporcionar información precisa y concisa al realizar esta llamada, indicando la identidad del paciente, la naturaleza de la urgencia, los síntomas observados y la hora de aparición de los signos. Estos datos permitirán a los servicios de emergencia preparar una respuesta adecuada y rápida.

Mientras se espera la llegada de los servicios de emergencia, **los primeros** auxilios son cruciales para estabilizar al paciente y, en algunos casos, salvarle la vida. Una de las situaciones más críticas es la **parada cardiorrespiratoria**, en la que es esencial una respuesta rápida. Si el paciente pierde el conocimiento y deja de respirar, el cuidador debe iniciar inmediatamente la reanimación cardiopulmonar (RCP). Esto incluye compresiones torácicas profundas y regulares para mantener un flujo sanguíneo mínimo a los órganos vitales. Si se dispone de un desfibrilador externo automático (DEA), debe utilizarse lo antes posible para intentar restablecer un ritmo cardiaco normal.

En otros casos, como la **dificultad respiratoria**, cuando el paciente tiene dificultades para respirar o muestra signos de asfixia, lo primero que hay que hacer es comprobar las vías respiratorias. Si se sospecha una obstrucción de las vías respiratorias (por ejemplo, en caso de atragantamiento), el asistente sanitario puede tener que realizar maniobras de Heimlich para eliminar la obstrucción. Si, a pesar de todo, el estado respiratorio del paciente se deteriora, es importante colocarlo en posición sentada o semisentada para facilitar la respiración, mientras se vigila su estado hasta que llegue la ayuda.

En caso de **hemorragia** grave, como una fuerte hemorragia tras una herida o intervención quirúrgica, la prioridad es controlar la hemorragia. El cuidador debe aplicar presión directa sobre la herida con un apósito estéril o un paño limpio, manteniendo esta presión hasta que llegue la ayuda. Si la hemorragia está en una extremidad, elevarla por encima del nivel del corazón también puede ayudar a reducir el flujo de sangre. Estas acciones sencillas pero inmediatas pueden marcar la diferencia entre la vida y la muerte.

Otra emergencia frecuente es la **reacción alérgica grave** o shock anafiláctico, que puede producirse tras la administración de un medicamento, un alimento o la picadura de un insecto. Los síntomas incluyen hinchazón de la cara o la garganta, dificultad para respirar, erupciones cutáneas y, a veces, pérdida del conocimiento. Ante este tipo de reacción, el cuidador debe actuar con rapidez administrando una dosis de adrenalina mediante un autoinyector si el paciente dispone de él. A continuación, es esencial ponerse en contacto inmediatamente con los servicios de emergencia, ya que será necesario un control y tratamiento médico adicional para estabilizar al paciente.

Por último, en casos menos urgentes pero no por ello menos críticos, como una **caída** con resultado de lesión grave o fractura, lo primero que hay que hacer es evitar mover al paciente para no agravar las lesiones. Es importante asegurar la zona y evaluar el dolor y cualquier signo de lesión grave, como miembros deformados o incapacidad para moverse. A continuación, es esencial llamar a los servicios de emergencia para garantizar un tratamiento especializado.

Además de prestar primeros auxilios, el auxiliar de enfermería debe **tranquilizar al paciente** y a sus familiares, al tiempo que mantiene un diálogo constante con los servicios de emergencia cuando llegan al lugar. Esta capacidad de gestionar las emergencias manteniendo la calma y proporcionando información clara es esencial para garantizar una asistencia fluida y eficaz.

- **Colaboración con otros profesionales sanitarios en situaciones críticas**
  Coordinación con médicos, enfermeros y otros equipos especializados.

La **coordinación entre médicos, enfermeras, auxiliares y otros equipos especializados** es esencial para garantizar una atención integral, eficaz y de calidad a los pacientes, sobre todo en servicios médicos complejos como la reumatología. Cada profesional sanitario aporta competencias específicas, y es trabajando juntos, en una dinámica de colaboración, como podemos satisfacer las necesidades globales de los pacientes, garantizando al mismo tiempo un seguimiento personalizado y adaptado a su estado de salud.

El **auxiliar de enfermería** suele estar en el centro de esta coordinación, al estar en contacto directo y constante con el paciente. Actúan como **enlace entre los distintos equipos** y son una valiosa fuente de información para médicos y enfermeras. Al estar tan cerca del paciente, los auxiliares asistenciales pueden observar detalles importantes que a veces pueden pasarse por alto durante las consultas médicas, como cambios sutiles en el estado general del paciente, la aparición de dolor, fatiga o síntomas preocupantes. Esta función de observación permite avisar rápidamente a otros miembros del equipo médico, lo que facilita una atención rápida y adecuada.

La **coordinación con los médicos** es crucial para garantizar que los tratamientos y protocolos terapéuticos se gestionan adecuadamente. Los médicos, que son los responsables de diagnosticar y prescribir los tratamientos, suelen basarse en las observaciones y los comentarios del asistente para ajustar los cuidados. Por ejemplo, si un paciente muestra signos de reacción a un tratamiento (como fatiga excesiva o nuevos síntomas), el cuidador puede informar de ello a los médicos, que ajustarán la dosis o modificarán el tratamiento en consecuencia. Esta comunicación fluida garantiza que las decisiones médicas se basen en información actualizada y precisa, y que el paciente reciba el tratamiento más adecuado a su situación.

Del mismo modo, la **colaboración con los enfermeros** es esencial, sobre todo en la gestión cotidiana de los cuidados. Los enfermeros, responsables de cuidados técnicos como infusiones, inyecciones y cuidado de heridas, trabajan en estrecha colaboración con los auxiliares de enfermería para garantizar que estos procedimientos se lleven a cabo en las mejores condiciones posibles. Los auxiliares de enfermería pueden ayudar al enfermero durante determinados procedimientos preparando al paciente, garantizando su comodidad y vigilando su estado durante y después de las operaciones. También son responsables de informar de cualquier reacción del paciente a los cuidados, como dolor, irritación o signos de infección, lo que permite a la enfermera adaptar los cuidados en consecuencia.

La coordinación con equipos de especialistas, como fisioterapeutas, terapeutas ocupacionales y dietistas, es también un aspecto importante de la atención global al paciente. En reumatología, por ejemplo, la reeducación funcional es un aspecto clave del tratamiento para preservar la movilidad de los pacientes y evitar la deformidad de las articulaciones. El auxiliar de enfermería trabaja junto con el fisioterapeuta, asegurándose de que los pacientes se movilizan a diario y de que los ejercicios recomendados se realizan con regularidad. Esta continuidad de los cuidados entre las sesiones de rehabilitación maximiza los beneficios de las intervenciones especializadas.

Del mismo modo, la **colaboración con los terapeutas ocupacionales** es esencial para adaptar el entorno del paciente a sus limitaciones funcionales. El auxiliar asistencial, en colaboración con el terapeuta ocupacional, se asegura de que el paciente utilice correctamente ayudas técnicas como bastones, andadores u órtesis, y ajusta la distribución de la habitación o el hogar para promover una mayor independencia. Por ejemplo, puede encargarse de instalar pasamanos, colocar los objetos esenciales al alcance de la mano o asegurarse de que los dispositivos de seguridad estén bien colocados, contribuyendo así a la seguridad y comodidad del paciente.

La coordinación con los dietistas también puede contribuir a mejorar el estado general de salud del paciente, sobre todo cuando éste padece comorbilidades como diabetes u obesidad, que pueden agravar la enfermedad reumática. El cuidador puede garantizar el cumplimiento de las recomendaciones nutricionales, supervisando la dieta del paciente e informando de cualquier problema, como pérdida de apetito, dificultades para comer o hábitos alimentarios inadecuados.

Por último, la **comunicación entre todos los equipos** es esencial para anticipar y prevenir complicaciones. Las reuniones de coordinación, las comunicaciones escritas y los intercambios periódicos permiten a cada profesional sanitario tener una visión clara de la evolución del paciente y ajustar sus actuaciones en consecuencia. Por ejemplo, durante las comunicaciones entre los equipos asistenciales, el auxiliar de enfermería comparte sus observaciones sobre el estado de salud del paciente, destacando los elementos que podrían requerir una atención especial, como un cambio de comportamiento, un dolor incontrolado o signos de deterioro. Esta información es inestimable para garantizar una atención continuada y evitar interrupciones en los cuidados.

Capítulo 9

Educación terapéutica y prevención en reumatología

- **El papel del asistente sanitario en la educación terapéutica**
  Cómo explicar los tratamientos, ejercicios y cuidados a los pacientes para animarles a seguir la terapia.

Explicar los tratamientos, ejercicios y cuidados a los pacientes es un paso clave para animarles a **seguir la terapia**. Una buena comprensión de los objetivos de los cuidados y de las razones que subyacen a los tratamientos permite a los pacientes implicarse más en su propio cuidado, seguir con mayor rigor las recomendaciones médicas y sentir mayor confianza en el equipo asistencial. Como persona más cercana al paciente en el día a día, el auxiliar de enfermería desempeña un papel fundamental en esta comunicación, proporcionando explicaciones claras, adecuadas y tranquilizadoras.

Cuando se trata de explicar **un tratamiento**, es esencial adoptar un enfoque empático y educativo. Muchos pacientes, especialmente los que padecen enfermedades crónicas como la artritis reumatoide o la artrosis, pueden sentirse abrumados por la complejidad de su tratamiento, sobre todo cuando éste incluye varios medicamentos que deben tomarse en momentos diferentes. El cuidador debe empezar por presentar el tratamiento de forma sencilla y accesible, explicando para qué sirve cada medicamento. Por ejemplo, decir que "este antiinflamatorio le ayudará a desinflamar las articulaciones y a reducir el dolor" es más comprensible que lanzarse a una explicación técnica de los mecanismos bioquímicos. También es importante recordar al paciente por qué es crucial seguir el tratamiento con regularidad, aunque no sienta una mejoría inmediata, explicándole que algunos medicamentos tardan en hacer efecto o son preventivos.

Además de explicar la importancia del tratamiento, también es fundamental hablar de **los posibles efectos secundarios**. En ocasiones, los pacientes pueden interrumpir el tratamiento debido a efectos secundarios que no comprenden bien o que no habían previsto. Por lo tanto, el cuidador debe prevenir estas situaciones explicando con calma que pueden producirse algunos efectos secundarios, pero que suelen ser temporales o manejables, y que no se debe interrumpir el tratamiento sin consultar al médico. Asegurar a los pacientes que hay formas de minimizar estos efectos reduce la ansiedad asociada a la toma de medicamentos y aumenta el cumplimiento.

Los ejercicios de rehabilitación también desempeñan un papel fundamental en el tratamiento de las enfermedades reumáticas crónicas, y su importancia debe explicarse claramente para motivar a los pacientes a practicarlos con regularidad. Para un paciente que sufre dolor articular, hacer ejercicios puede parecer contraintuitivo. Por ello, el cuidador debe explicar de forma sencilla pero convincente que estos ejercicios son esenciales para mantener la flexibilidad articular, prevenir la rigidez y fortalecer los músculos que sostienen las articulaciones. Por ejemplo, podría decir: "Estos ejercicios le ayudarán a mantener la movilidad de las articulaciones y a reducir el dolor a largo plazo. Cuanto más se mueva, menos probabilidades tendrá de que se le agarroten las articulaciones". También es importante mostrar cómo hay que hacer los ejercicios correctamente para evitar lesiones, al tiempo que se insiste en la idea de que hay que hacerlos con regularidad para que sean eficaces.

Acompañar al paciente durante **los ejercicios** es una excelente oportunidad para animarle y reforzar su confianza. El cuidador puede adaptar los ejercicios a las capacidades del paciente y animarle a progresar a su propio ritmo, mostrándole al mismo tiempo que cada pequeño esfuerzo cuenta. La paciencia y los ánimos son fundamentales para que el paciente se sienta capaz de tomar las riendas de su rehabilitación, aunque lleve tiempo.

En cuanto a los **cuidados cotidianos**, como el tratamiento de heridas, la higiene personal o el uso de ayudas técnicas, es esencial que se expliquen de forma clara y práctica. Los pacientes deben comprender por qué estos cuidados son importantes para su bienestar y cómo pueden, en la medida de lo posible, participar en ellos para mantener su independencia. Por ejemplo, al aplicar los cuidados de una herida, el cuidador puede explicar en términos sencillos: "Limpiamos la herida de esta forma para prevenir infecciones y favorecer una buena cicatrización". Si el paciente es capaz de realizar ciertos procedimientos por sí mismo, es útil mostrarle cómo hacerlo, supervisarle y animarle a tomar parte activa en su propio cuidado. Esto les permite sentir que controlan su situación, lo que fomenta un mayor compromiso.

Otro aspecto crucial para animar a los pacientes a seguir el tratamiento es la **personalización de las explicaciones**. Cada paciente es único, con distintos niveles de comprensión y preocupación. Algunos pacientes pueden ser muy curiosos y querer explicaciones detalladas sobre su enfermedad y su tratamiento, mientras que otros pueden ser más reticentes o tener miedo a saber demasiado. Los cuidadores deben adaptar su discurso a cada paciente, teniendo en cuenta su nivel de comprensión, su estado emocional y sus preferencias comunicativas. A veces, utilizar analogías o ejemplos concretos puede ayudar a hacer más accesibles los conceptos médicos.

Por último, para mantener la adherencia a largo plazo, es importante **implicar a los pacientes** en las decisiones que les conciernen. Los cuidadores pueden animar a los pacientes a hacer preguntas sobre su tratamiento y expresar sus preocupaciones. Esto demuestra que el paciente tiene un papel activo en su propio cuidado, lo que refuerza su motivación para seguir las recomendaciones. El cuidador también puede actuar como intermediario entre el paciente y el equipo médico, transmitiendo las preguntas o preocupaciones del paciente para que se tengan en cuenta a la hora de ajustar el tratamiento.

- **Prevenir las deformidades articulares y las complicaciones ligadas a las enfermedades reumáticas.** Explicar ejercicios para mantener la movilidad y llevar órtesis.

Explicar a los pacientes **los ejercicios de mantenimiento de la movilidad** y el uso de **órtesis** es esencial para fomentar su comprensión y adhesión a estas prácticas, que a menudo son indispensables en el tratamiento de las enfermedades reumáticas y los trastornos musculoesqueléticos. Los ejercicios para mantener la movilidad, al igual que el uso de órtesis, están diseñados para prevenir la rigidez articular, fortalecer los músculos y mantener o mejorar la independencia de los pacientes. Sin embargo, para garantizar que los pacientes sigan estos ejercicios con regularidad, es importante explicar su utilidad, cómo funcionan y su impacto a largo plazo en la calidad de vida.

Los **ejercicios de mantenimiento de la movilidad** son movimientos específicos diseñados para mantener las articulaciones flexibles, mejorar la amplitud de movimiento y evitar la rigidez, que puede aparecer rápidamente si el cuerpo está inmovilizado durante largos periodos. Estos ejercicios son especialmente importantes para los pacientes que padecen enfermedades crónicas como la artrosis o la artritis reumatoide, que provocan dolor en las articulaciones y reducen la movilidad. El cuidador debe explicar al paciente que estos ejercicios están diseñados para adaptarse a las capacidades físicas del paciente y que, aunque puedan parecer ligeros o sencillos, tienen un impacto significativo en la capacidad del paciente para moverse a diario.

Merece la pena explicar que estos ejercicios ayudan a **lubricar las articulaciones** favoreciendo la producción de líquido sinovial, que reduce la fricción entre las superficies articulares. Esto reduce el dolor asociado a la inflamación y evita el desgaste prematuro de las articulaciones. Por ejemplo, a los pacientes con rodillas rígidas, el cuidador puede sugerirles movimientos sencillos como extender y doblar las piernas mientras están sentados, explicándoles que estos movimientos ayudan a mantener las rodillas flexibles. Si el paciente siente dolor, es importante explicarle que los ejercicios deben hacerse a su propio ritmo, sin forzar, y que la regularidad es más importante que la intensidad.

Otro punto esencial que hay que explicar es que **el entrenamiento suave de la fuerza** alrededor de las articulaciones ayuda a estabilizarlas y protegerlas. Los ejercicios de fortalecimiento muscular, aunque sean sencillos, ayudan a sostener las articulaciones debilitadas y mejoran la resistencia muscular. Por ejemplo, los ejercicios isométricos (en los que el músculo se contrae sin movimiento de la articulación) pueden recomendarse a pacientes con dolor articular intenso. El cuidador puede hacer una demostración de estos ejercicios y explicar que, al fortalecer los músculos que rodean las articulaciones, el paciente podrá protegerlas mejor y controlar su dolor con mayor eficacia.

Para ayudar a los pacientes a comprender la importancia de estos ejercicios, los cuidadores deben **demostrarlos** y practicarlos con ellos. El cuidador puede mostrar al paciente cómo realizar los movimientos correctamente y asegurarse de que se hacen sin dolor indebido. Además, al explicar que estos ejercicios deben incorporarse a la rutina diaria, el cuidador ayuda a crear un hábito, haciendo hincapié en que unos pocos minutos de ejercicio al día pueden tener un impacto significativo a largo plazo en la movilidad y la calidad de vida.

Cuando **se** trata de **llevar órtesis**, es importante subrayar que estos dispositivos están diseñados para **estabilizar y proteger las articulaciones** afectadas, al tiempo que permiten mantener cierto grado de actividad. Las órtesis, ya sean para las muñecas, las rodillas o los tobillos, ayudan a aliviar el dolor articular distribuyendo la tensión mecánica de forma más uniforme y limitando los movimientos que podrían agravar el dolor o causar deformidades.

El cuidador debe explicar al paciente que llevar una órtesis no significa una pérdida de independencia, sino que es una herramienta que le permite seguir moviéndose al tiempo que protege la articulación. Por ejemplo, una órtesis de muñeca para un paciente que sufre tendinitis o poliartritis puede reducir el dolor de los movimientos repetitivos al tiempo que permite cierto grado de movilidad. La órtesis actúa como un soporte sin inmovilizar completamente la articulación, lo que permite al paciente conservar la función evitando agravar la afección.

También es importante **desmitificar el uso de órtesis** explicando cómo funcionan y cómo deben ajustarse. El cuidador puede demostrar cómo colocar la órtesis correctamente, comprobando que quede ajustada pero no demasiado apretada, lo que podría provocar problemas de circulación o una presión excesiva. Es esencial que el paciente entienda que una órtesis mal ajustada o usada puede ser contraproducente y causar más dolor.

El asistente también debe explicar con qué **frecuencia** deben llevarse las órtesis. Algunas órtesis sólo deben llevarse durante la actividad física para evitar un movimiento excesivo, mientras que otras pueden llevarse todo el tiempo para estabilizar la articulación durante la fase de reposo. Aclarar estos aspectos con el paciente le ayuda a entender mejor cuándo y por qué usar su órtesis, y así maximizar su eficacia.

Por último, es importante subrayar que llevar una ortesis no sustituye a los **ejercicios de rehabilitación**. Las órtesis proporcionan un apoyo temporal, pero los ejercicios de movilidad y fortalecimiento son esenciales para una mejora duradera. El cuidador puede animar al paciente a incorporar ambos aspectos a su rutina diaria, explicándole que la combinación de soporte mecánico (ortesis) y fortalecimiento activo (ejercicios) ayuda a gestionar mejor la enfermedad y a prevenir la degradación articular.

- **Sensibilización sobre las actividades cotidianas y adaptación del entorno doméstico.**
  Consejos para adaptar la vida cotidiana a las limitaciones físicas.

Adaptar **la vida cotidiana a las limitaciones físicas** es un proceso esencial para preservar la independencia, mejorar la calidad de vida y prevenir complicaciones relacionadas con enfermedades crónicas o discapacidades funcionales. Ya sea por dolores articulares, rigidez, debilidad muscular o fatiga crónica, las limitaciones físicas pueden hacer que ciertas actividades cotidianas sean más difíciles o incluso imposibles de realizar sin ayuda. Sin embargo, con los ajustes y el apoyo adecuados, es posible hacer estas tareas más accesibles y mantener cierto grado de independencia.

Uno de los primeros **consejos que** hay **que** dar es **simplificar las tareas cotidianas**. Facilitando las tareas más habituales, como vestirse, cocinar o lavarse, los pacientes pueden ahorrar energía y evitar agravar su dolor. Por ejemplo, a la hora de vestirse, utilizar ropa fácil de poner, como pantalones con cintura elástica o camisas con cremallera, puede simplificar mucho esta tarea. Las herramientas especiales, como pinzas largas para agarrar objetos o calzadores alargados, también pueden limitar los movimientos dolorosos. Los cuidadores pueden animar a los pacientes a organizar su armario de modo que las prendas que más utilizan estén al alcance de la mano, evitando así movimientos repetitivos y agotadores.

También es importante **replantearse la organización del espacio vital**. Para las personas con movilidad reducida, es esencial que su entorno esté adaptado para reducir el esfuerzo físico y minimizar el riesgo de caídas. Esto puede incluir rediseñar la cocina para que los utensilios y alimentos más comunes estén al alcance de la mano, o instalar barras de sujeción en zonas donde el movimiento sea difícil, como el baño o el aseo. Una **silla de ducha** puede facilitar la higiene personal, mientras que la adición de **alfombrillas antideslizantes puede** hacer más seguras las zonas húmedas.

La distribución de la vivienda también debe tener en cuenta las **limitaciones** específicas **de movilidad** del paciente. Si es posible, conviene limitar el uso de escaleras situando las habitaciones más utilizadas, como el dormitorio, en la planta baja. Si esto no es factible, la instalación de un salvaescaleras o rampas puede facilitar mucho los desplazamientos. En todos los casos, es aconsejable despejar los pasillos y eliminar cualquier obstáculo que pueda impedir el movimiento, como alfombras, cables o muebles bajos.

Controlar la fatiga es otro aspecto esencial de la adaptación a la vida diaria con limitaciones físicas. Muchas enfermedades crónicas, como la artritis reumatoide o la esclerosis múltiple, provocan una fatiga persistente que dificulta aún más la realización de las tareas cotidianas. El cuidador puede animar al paciente a organizar su día de forma que alterne periodos de actividad con periodos de descanso, para evitar el agotamiento. Es útil dar prioridad a las tareas más importantes en el momento del día en que el paciente se sienta más en forma, al tiempo que se toman descansos regulares para evitar forzar demasiado las articulaciones o los músculos. Por ejemplo, preparar una comida sencilla en un momento del día en que los niveles de energía son más altos puede evitar la necesidad de recurrir a comidas precocinadas menos saludables, al tiempo que se mantiene la sensación de independencia.

El uso de **ayudas técnicas** también es fundamental para compensar las limitaciones físicas y mantener la independencia. Los bastones, andadores, sillas de ruedas y órtesis son herramientas inestimables para facilitar la movilidad y reducir el dolor articular al desplazarse. El auxiliar asistencial debe asegurarse de que estas ayudas se adaptan correctamente a la morfología y las necesidades del paciente, y debe fomentar su uso explicando que estos dispositivos no representan una pérdida de autonomía, sino al contrario, un medio de preservarla con total seguridad.

En algunas situaciones, también puede ser necesario recurrir a **servicios de ayuda a domicilio** para tareas más complejas o agotadoras, como las tareas domésticas, la compra o la preparación de comidas. Estos servicios permiten al paciente concentrar sus esfuerzos en actividades que puede realizar por sí mismo, delegando las tareas más exigentes. Esto ayuda a conservar la energía para las actividades que más importan al paciente, como sus aficiones o pasar tiempo con sus seres queridos.

También es esencial **mantener una actividad física adecuada**, a pesar de las limitaciones físicas. El movimiento es importante para evitar la atrofia muscular, mejorar la circulación sanguínea y prevenir la rigidez articular. El cuidador puede animar al paciente a incorporar pequeñas actividades físicas a su rutina diaria, como paseos cortos con un dispositivo de movilidad, estiramientos suaves o ejercicios de fortalecimiento muscular realizados bajo supervisión. Estos ejercicios deben adaptarse a las capacidades del paciente y realizarse con regularidad para mantener la movilidad y la fuerza en la medida de lo posible. También es importante destacar que incluso una actividad física moderada puede mejorar el bienestar psicológico al reducir el estrés y aumentar la autoestima.

El apoyo psicológico es otro aspecto que no debe pasarse por alto. Las limitaciones físicas, temporales o permanentes, pueden ser fuente de frustración, desánimo y a veces depresión. El cuidador debe escuchar las emociones del paciente, animarle a hablar de sus dificultades y proporcionarle apoyo moral constante. Validar los sentimientos de frustración o tristeza asociados a la pérdida de autonomía, proponiendo al mismo tiempo soluciones prácticas para vivir mejor con estas limitaciones, contribuye a reducir el sentimiento de impotencia y da al paciente una visión más positiva de su capacidad para desenvolverse en la vida cotidiana.

Capítulo 10

Atención al anciano en reumatología

- **Características específicas de las enfermedades reumáticas en los ancianos.**
Prevalencia de comorbilidades, gestión de medicaciones múltiples y fragilidad.

La **prevalencia de comorbilidades**, el **manejo de** la **polimedicación** y la gestión de **la fragilidad** son cuestiones centrales en el cuidado de los pacientes con enfermedades crónicas, especialmente en reumatología. Además de su enfermedad principal, estos pacientes suelen tener otras patologías asociadas, como trastornos cardiovasculares, diabetes, hipertensión o problemas respiratorios. Estas comorbilidades aumentan la complejidad de los cuidados, ya que influyen en el curso de la enfermedad principal y requieren una gestión cuidadosa de los tratamientos. Además, la fragilidad, sobre todo en los pacientes de edad avanzada, complica aún más los cuidados al aumentar el riesgo de caídas, pérdida de independencia y malnutrición.

La **prevalencia de comorbilidades** es elevada en los pacientes que padecen enfermedades reumáticas crónicas. Por ejemplo, la artritis reumatoide suele asociarse a enfermedades cardiovasculares, mientras que la artrosis puede coexistir con la diabetes o la obesidad. Estas comorbilidades pueden influir en la forma de tratar la enfermedad reumática, ya que aumentan los riesgos asociados al tratamiento, modifican la tolerancia a la medicación y exigen ajustes constantes de los protocolos terapéuticos. Para los cuidadores, es esencial tener una visión de conjunto del estado de salud del paciente para tener en cuenta todas las afecciones simultáneamente. Esto requiere una coordinación rigurosa entre los distintos especialistas (reumatólogos, cardiólogos, endocrinólogos, etc.) para garantizar una gestión óptima de cada patología.

Esto hace que la **gestión de múltiples medicamentos** sea un reto importante. De hecho, estos pacientes suelen tomar varios fármacos simultáneamente para tratar sus diversas patologías. Pueden ser antiinflamatorios para controlar la enfermedad reumática, anticoagulantes para prevenir los riesgos cardiovasculares, antidiabéticos, antihipertensivos y muchos otros. Este gran número de fármacos aumenta el riesgo de interacciones farmacológicas, confusión sobre el tratamiento y efectos secundarios graves. Por ejemplo, un paciente que toma antiinflamatorios para la artritis puede tener un mayor riesgo de complicaciones gastrointestinales si también toma anticoagulantes para otra enfermedad.

El auxiliar de enfermería, que suele acompañar diariamente a estos pacientes, desempeña un papel clave en la gestión de la medicación múltiple. Deben asegurarse de que los pacientes toman su medicación según lo prescrito, a horas concretas y en las dosis adecuadas. El uso de pastilleros, recordatorios a través de aplicaciones móviles o gráficos de seguimiento puede ser una forma eficaz de estructurar la toma de medicación y limitar los errores. También es importante que el cuidador esté atento a la aparición de efectos secundarios, como mareos, náuseas, hemorragias o reacciones alérgicas, que pueden estar relacionados con una interacción farmacológica. En caso de duda, debe alertar rápidamente al equipo médico para que se puedan ajustar los tratamientos.

Además, es esencial explicar al paciente y a sus allegados por qué es tan importante seguir escrupulosamente las prescripciones, aunque el manejo de múltiples medicamentos pueda parecer engorroso o desalentador. Los pacientes deben comprender que cada tratamiento tiene una función específica en el control de su enfermedad y comorbilidades, y que los ajustes no supervisados pueden dar lugar a complicaciones graves.

La fragilidad es otro aspecto fundamental a tener en cuenta, sobre todo en los pacientes ancianos. Se refleja en una mayor vulnerabilidad al estrés físico o psicológico, una menor capacidad de recuperación y un mayor riesgo de complicaciones como caídas, pérdida de autonomía o desnutrición. Los pacientes frágiles suelen estar tanto físicamente debilitados, con músculos atrofiados y articulaciones dolorosas, como psicológicamente más vulnerables, lo que dificulta aún más su gestión diaria.

Los cuidadores deben estar especialmente atentos a los signos de fragilidad, como debilidad muscular, problemas de equilibrio, pérdida involuntaria de peso o dificultad para realizar las actividades de la vida diaria. Es fundamental poner en marcha medidas para reducir estos riesgos y mantener la independencia del paciente en la medida de lo posible. Esto puede incluir el fomento de la actividad física suave, como caminar o ejercicios adaptados de fortalecimiento muscular, así como el uso de ayudas técnicas para evitar caídas, como andadores, bastones o barras de apoyo en zonas de alto riesgo (aseos, cuartos de baño, etc.).

La prevención de la desnutrición también es esencial en los pacientes frágiles, ya que la pérdida involuntaria de peso puede provocar una reducción de la fuerza muscular, aumentando el riesgo de caídas y empeorando la dependencia. El cuidador debe asegurarse de que el paciente adopta una dieta equilibrada y rica en proteínas, con tentempiés entre comidas si es necesario para compensar cualquier pérdida de apetito. Si ya se ha instalado la desnutrición, puede ser necesaria la coordinación con un dietista para adaptar la dieta e incorporar suplementos nutricionales.

- **Técnicas de cuidados adaptadas a las personas mayores**
  Movilidad suave, prevención de caídas, atención especial a la piel frágil.

La **movilización suave**, la **prevención de caídas** y la **atención especial a la piel frágil** son elementos fundamentales en el cuidado de los pacientes que padecen enfermedades crónicas, limitaciones funcionales o fragilidad relacionada con la edad. El objetivo es mantener la movilidad, evitar accidentes en el hogar y proteger el tejido cutáneo frágil, contribuyendo así a mejorar la calidad de vida de los pacientes y a prevenir complicaciones graves.

La movilización suave es un método esencial para preservar la movilidad articular, prevenir la rigidez muscular y mantener la circulación sanguínea, respetando las limitaciones físicas del paciente. Consiste en movimientos lentos y controlados, a menudo pasivos, realizados con la ayuda del cuidador cuando el paciente no puede moverse por sí mismo, o movimientos activos cuando el paciente participa en el movimiento. El objetivo principal es prevenir las contracturas y la atrofia muscular, aliviando al mismo tiempo la tensión sin causar dolor.

Esta movilización está especialmente indicada para pacientes encamados, que padecen enfermedades reumáticas o tienen dolores crónicos que limitan sus movimientos. Por ejemplo, pueden realizarse a diario movimientos sencillos como flexionar y estirar las piernas o los brazos para estimular las articulaciones y evitar la rigidez. El asistente, al proporcionar apoyo, garantiza que los movimientos se realicen de forma segura y cómoda para el paciente, adaptando el ritmo y la amplitud de los movimientos en función de sus capacidades. Esta atención contribuye a reducir el riesgo de complicaciones asociadas a la inmovilidad, como la trombosis o la pérdida de flexibilidad de las articulaciones.

Además de mantener la movilidad, la movilización suave también ayuda a prevenir **las caídas**, que son una de las principales causas de lesiones graves entre las personas mayores y frágiles. Las caídas pueden provocar fracturas, contusiones graves o incluso la pérdida permanente de la independencia. **La prevención de las caídas** implica tanto una evaluación cuidadosa de los riesgos en el entorno del paciente como medidas específicas para garantizar un movimiento seguro.

Uno de los primeros aspectos de la prevención de caídas es adaptar **el entorno** del **paciente**. Esto significa asegurarse de que las zonas habitables estén lo suficientemente despejadas para evitar obstáculos, como alfombras resbaladizas o muebles mal colocados. Instalar **barras de sujeción** en zonas críticas, como pasillos, aseos o duchas, hace más seguro el desplazamiento y reduce el riesgo de caídas. Además, el uso de **calzado adecuado**, antideslizante y cómodo es otro factor importante para estabilizar la marcha y evitar resbalones.

Los cuidadores también desempeñan un papel crucial en la **educación de los pacientes** y sus familias sobre cómo evitar las caídas. Por ejemplo, pueden recomendar levantarse lentamente de una posición sentada prolongada para evitar mareos, o utilizar un **andador** o un **bastón** para mejorar el equilibrio al desplazarse. La repetición de estos consejos, junto con un seguimiento cuidadoso de los cambios en el estado físico del paciente, es una forma eficaz de prevenir accidentes en el hogar.

Prevenir las caídas no es sólo cuestión de hacer seguro el entorno, sino que también incluye ejercicios para **fortalecer los músculos y reeducar el equilibrio**. Ejercicios sencillos, como levantarse y sentarse varias veces seguidas o caminar en línea recta, pueden ayudar a fortalecer los músculos estabilizadores y mejorar la coordinación motora. Estos ejercicios, a menudo realizados bajo supervisión, son esenciales para los pacientes con pérdida de fuerza muscular o inestabilidad postural, y pueden ayudar a limitar el riesgo de caídas a largo plazo.

Por último, es fundamental **prestar especial atención a la piel frágil**, sobre todo en el caso de pacientes ancianos o encamados. Con el envejecimiento o las enfermedades crónicas, la piel se vuelve más fina, frágil y menos elástica, lo que la hace más vulnerable a lesiones, irritaciones e infecciones. **Las úlceras por presión**, por ejemplo, son una complicación frecuente en pacientes encamados que no pueden moverse con regularidad. Se forman en los puntos de presión donde la piel queda comprimida contra la cama o la silla durante largos periodos, lo que corta la circulación sanguínea y provoca lesiones cutáneas.

Por tanto, los cuidadores deben vigilar regularmente el estado de la piel del paciente, prestando especial atención a las zonas de alto riesgo, como los talones, los codos, el sacro y los omóplatos. Para prevenir las úlceras por presión, es esencial **cambiar regularmente la posición del paciente** moviéndolo suavemente cada dos horas, y utilizar **cojines ergonómicos** o **colchones antiescaras** para reducir la presión sobre las zonas sensibles.

Además, **una higiene adecuada** es esencial para preservar la integridad de la piel. Utilizar productos de limpieza suaves, hidratantes y no irritantes ayuda a proteger la piel frágil de las irritaciones. Después de la limpieza, es aconsejable aplicar cremas hidratantes para mantener la piel flexible e hidratada, e inspeccionar cuidadosamente las zonas de riesgo para detectar cualquier enrojecimiento o irritación que pudiera indicar la aparición de una úlcera por presión.

La hidratación regular también **es** esencial, ya que la deshidratación puede empeorar la fragilidad de la piel. Una dieta rica en proteínas y nutrientes, combinada con una buena hidratación, ayuda a mantener la piel sana y favorece la cicatrización en caso de pequeñas heridas.

- **Apoyo a los familiares cuidadores en el cuidado de su ser querido en casa.**
  Trabajar con la familia, explicando los cuidados y dando consejos para mejorar la independencia.

Trabajar con la familia, **explicar los cuidados** y **dar consejos para mejorar** la **independencia del** paciente son elementos esenciales en el cuidado de las personas que padecen enfermedades crónicas o limitaciones físicas. La familia desempeña un papel crucial en el apoyo diario, y como cuidador es esencial trabajar en colaboración con ella para garantizar la continuidad de los cuidados y mejorar la calidad de vida del paciente. Esta colaboración se basa en una comunicación clara, la explicación de los cuidados prestados y el asesoramiento adecuado para fomentar la autonomía del paciente.

La **colaboración con la familia** empieza por una comunicación regular y transparente. Los cuidadores deben compartir sus observaciones sobre el estado de salud del paciente, los cuidados prestados y los objetivos del plan de tratamiento, al tiempo que escuchan las preocupaciones u observaciones de los familiares. La familia suele ser la primera en percibir cambios sutiles en el estado de un ser querido, como signos de mayor fatiga, pérdida de apetito o dificultad para realizar determinadas tareas cotidianas. Al incorporar esta información a sus cuidados, los cuidadores pueden ajustarlos con mayor precisión y responder a las necesidades reales del paciente.

También es esencial reconocer que la **familia es parte integrante del equipo asistencial**, especialmente cuando el paciente es atendido en su domicilio. Por ello, el cuidador debe procurar explicar los cuidados de forma accesible, teniendo en cuenta el nivel de comprensión de los familiares. Por ejemplo, en el caso de cuidados básicos como la higiene, el vestido o la alimentación, es útil demostrar las técnicas que se van a utilizar de forma segura y cómoda para el paciente. Mostrar cómo movilizar a un paciente encamado para evitar las escaras o explicar el uso correcto de ayudas técnicas como un andador son ejemplos concretos que ayudan a las familias a sentirse más seguras y competentes en su papel de apoyo.

Explicar los cuidados es fundamental para que la familia entienda no sólo **lo que hay que hacer**, sino también **por qué** son esenciales. Por ejemplo, en el contexto de la prevención de las úlceras por presión, el auxiliar de cuidados puede explicar que el reposicionamiento regular del paciente ayuda a preservar la integridad de la piel y a evitar complicaciones graves. Al comprender el impacto de estos cuidados en la salud del paciente, la familia estará más dispuesta a seguir las recomendaciones e incorporarlas a su rutina diaria. Esta explicación también responde a algunas de las preguntas o temores que pueden tener los familiares sobre los cuidados técnicos, como el manejo de catéteres o la monitorización de infusiones.

Los auxiliares sanitarios también deben **tranquilizar a la familia** en caso de complicaciones o cuidados complejos, explicando con detalle lo que está ocurriendo y lo que hay que hacer a continuación. Esto puede incluir la vigilancia de signos de infección, el reconocimiento de síntomas de deterioro o la explicación de los efectos secundarios del tratamiento. Por ejemplo, si el paciente está recibiendo fármacos inmunosupresores, la familia debe ser informada de las precauciones que hay que tomar para evitar infecciones y de los signos a los que hay que estar atentos, como fiebre o dolores inusuales. El cuidador puede proporcionar hojas explicativas o ayudas visuales para que esta información sea más clara y fácil de recordar.

Además de explicar los cuidados, el cuidador desempeña un papel importante en la **educación de la familia** sobre estrategias para **mejorar la autonomía del paciente**. Fomentar la autonomía, incluso en tareas sencillas, ayuda al paciente a mantener la autoestima y un cierto grado de independencia. El cuidador puede aconsejar a la familia sobre cómo adaptar el entorno doméstico para facilitar esta independencia. Por ejemplo, instalando barras de apoyo en el baño, utilizando sillas de ducha o elevadores de inodoro, u organizando los espacios para que los objetos cotidianos estén al alcance de la mano. Estas adaptaciones permiten al paciente seguir realizando ciertas tareas solo, sin tener que buscar constantemente la ayuda de sus allegados, lo que es beneficioso para su bienestar psicológico.

El cuidador también debe enseñar **técnicas** sencillas **de movilización** para ayudar al paciente a moverse con seguridad, sin riesgo de caídas. Por ejemplo, puede mostrar a la familia cómo ayudar al paciente a pasar de una posición sentada a otra de pie, o cómo utilizar correctamente un andador o un bastón para ayudar a caminar. Fomentar la movilidad es crucial para prevenir la atrofia muscular y mantener la flexibilidad de las articulaciones. Se puede formar a los familiares para que apoyen al paciente en estos movimientos, respetando sus limitaciones físicas.

Otro consejo esencial para fomentar la independencia es **animar a los pacientes a participar activamente en su vida diaria**, aunque sea de forma simbólica. Por ejemplo, cuando se trata de las tareas domésticas, se puede animar a los pacientes a realizar actividades sencillas, como doblar la ropa, guardar objetos ligeros o ayudar a preparar las comidas. Estas pequeñas acciones ayudan a mantener una actividad física mínima y refuerzan la sensación de contribuir a la vida diaria, lo que tiene un efecto positivo en el estado de ánimo del paciente.

También es importante hablar del **apoyo emocional** al paciente con la familia. Los familiares desempeñan un papel clave a la hora de motivar a los pacientes para que sigan siendo independientes. Alentando positivamente los esfuerzos del paciente, por modestos que sean, y evitando la sobreprotección que podría exacerbar la dependencia, la familia ayuda a reforzar la confianza del paciente en sus capacidades. En este caso, el papel del cuidador consiste en explicar que la paciencia y la amabilidad son esenciales para que el paciente se sienta capaz de afrontar sus limitaciones sin desanimarse.

Capítulo 11

El uso de las nuevas tecnologías en reumatología

- **Tecnologías innovadoras para la rehabilitación funcional**

  Exoesqueletos, realidad virtual y otros dispositivos de rehabilitación.

Los exoesqueletos, la **realidad virtual** y otros **dispositivos de rehabilitación innovadores** representan un gran avance en el campo de la rehabilitación funcional, sobre todo para pacientes que sufren enfermedades reumáticas, traumatismos o limitaciones físicas crónicas. Estas modernas tecnologías ofrecen soluciones a medida para mejorar la movilidad, fortalecer los músculos, restaurar la autonomía y facilitar la reintegración de los pacientes en su entorno cotidiano. Como complemento de los métodos de rehabilitación más tradicionales, estos dispositivos contribuyen a estimular la motivación de los pacientes, al tiempo que hacen que la rehabilitación sea más interactiva, eficaz y personalizada.

Los exoesqueletos son dispositivos mecánicos externos que asisten los movimientos del paciente, apoyando o amplificando las capacidades motoras de las extremidades afectadas por una pérdida de fuerza o movilidad. Estos dispositivos son especialmente beneficiosos para las personas que sufren parálisis parcial, debilidad muscular grave o daños neurológicos. Como parte de la rehabilitación, el exoesqueleto permite a los pacientes realizar movimientos que serían incapaces de hacer por sí mismos, como caminar, ponerse de pie o subir escaleras. Al reducir el esfuerzo necesario para realizar estas acciones, el exoesqueleto ayuda a fortalecer gradualmente los músculos al tiempo que mejora la coordinación y la propiocepción.

Una de las principales ventajas de los exoesqueletos es que permiten a los pacientes **recuperar cierto grado de autonomía** y recuperar movimientos que creían haber perdido. Esto no sólo tiene un impacto físico, al mejorar la movilidad y la fuerza, sino también un considerable impacto psicológico. La capacidad de ponerse de pie y caminar, incluso con ayuda, puede devolver la confianza a los pacientes y motivarlos para perseverar en su rehabilitación. Estos dispositivos suelen utilizarse en centros especializados, pero cada vez se desarrollan más modelos portátiles para utilizar en casa, lo que facilita seguir haciendo ejercicio fuera del entorno hospitalario.

La **realidad virtual (RV)** es otra tecnología emergente que está transformando la rehabilitación. Utiliza entornos digitales inmersivos para estimular las capacidades motoras y cognitivas del paciente en un entorno interactivo y motivador. En un programa de rehabilitación de realidad virtual, los pacientes se sumergen en un entorno en el que tienen que realizar tareas específicas, como coger objetos, mover elementos o desplazarse por un espacio virtual. Estas tareas, aunque divertidas, en realidad están diseñadas para mejorar habilidades específicas, como el equilibrio, la coordinación o la movilidad de las extremidades superiores e inferiores.

Una de las grandes ventajas de la realidad virtual es que permite **una rehabilitación progresiva y personalizada**. Los entornos virtuales pueden ajustarse a las necesidades y capacidades de cada paciente, proporcionando una estimulación adaptada y progresiva. Por ejemplo, en la rehabilitación tras un ictus, la RV puede ayudar a recuperar la coordinación mano-ojo y la motricidad fina simulando actividades de la vida diaria, como preparar una comida o escribir. La naturaleza inmersiva de la realidad virtual permite a los pacientes implicarse más en sus ejercicios, haciendo la rehabilitación más atractiva y menos repetitiva. Esto puede aumentar la asistencia a las sesiones y mejorar los resultados generales.

Además, la realidad virtual permite **seguir y medir con precisión** los **progresos del** paciente, gracias a sensores incorporados que registran cada movimiento. Así, los cuidadores pueden ajustar los ejercicios en tiempo real en función del rendimiento del paciente, ofreciendo una rehabilitación más precisa y receptiva.

Además de los exoesqueletos y la realidad virtual, cada vez se utilizan más otros **dispositivos de rehabilitación innovadores** para ayudar a los pacientes en su rehabilitación. Por ejemplo, los **robots de rehabilitación** ayudan a los pacientes a realizar movimientos repetitivos, esenciales para recuperar la movilidad de las extremidades. Estos robots son especialmente útiles en la rehabilitación de brazos y piernas tras un ictus o una parálisis parcial, donde la repetición de movimientos es crucial para la recuperación. Los robots son capaces de adaptar su asistencia en función del esfuerzo realizado por el paciente, lo que permite avanzar gradualmente hacia una rehabilitación autónoma.

Los dispositivos de Estimulación Eléctrica Funcional (FES) también se utilizan para ayudar a fortalecer los músculos debilitados. Estos dispositivos envían impulsos eléctricos a los músculos, haciendo que se contraigan de forma controlada. Son especialmente beneficiosos para pacientes con lesiones neurológicas o musculares, ya que restauran los movimientos que el paciente ya no puede controlar voluntariamente. Por ejemplo, un paciente que ha sufrido una parálisis puede utilizar la estimulación eléctrica funcional para activar los músculos de las piernas o los brazos, mejorando así la circulación sanguínea, reduciendo la atrofia muscular y facilitando la rehabilitación activa.

Por último, **las cintas de correr con soporte de peso corporal** son otra herramienta valiosa para la rehabilitación de la marcha. Estos aparatos permiten al paciente practicar la marcha parcialmente apoyado en un arnés, lo que reduce la carga sobre las articulaciones y permite practicar el equilibrio con total seguridad. Suelen utilizarse con pacientes en las primeras fases de la rehabilitación, tras un accidente o una intervención quirúrgica, para ayudarles a aprender a caminar de nuevo sin riesgo de caerse.

- **Herramientas digitales para el seguimiento del paciente**
  Historias clínicas electrónicas, aplicaciones móviles para la gestión del dolor y la movilidad.

Las historias clínicas electrónicas (HCE) y las **aplicaciones móviles** dedicadas a la gestión del dolor y la movilidad están revolucionando la forma de controlar y atender a los pacientes, sobre todo a los que padecen enfermedades crónicas o limitaciones físicas. Estas herramientas digitales permiten una gestión más precisa, continua y personalizada de los cuidados, al tiempo que facilitan la comunicación entre pacientes y profesionales sanitarios. Contribuyen a mejorar la calidad de la asistencia, optimizar el tratamiento y capacitar a los pacientes para gestionar su propia salud.

Las historias clínicas electrónicas son plataformas centralizadas donde se almacena toda la información relativa a la salud de un paciente, accesible en tiempo real y consultable por los distintos profesionales sanitarios. Reúnen datos esenciales como historial médico, diagnósticos, resultados de pruebas, tratamientos actuales y pasados y procedimientos quirúrgicos. Esta centralización de la información ofrece a médicos, enfermeros, fisioterapeutas y otros cuidadores una visión general del estado de salud del paciente, lo que facilita la coordinación de los cuidados.

Una de las principales ventajas de **los RME** es que mejoran **la continuidad de la asistencia**. Por ejemplo, si un paciente que padece artritis reumatoide consulta a varios especialistas -un reumatólogo, un cardiólogo, un endocrinólogo-, cada uno de ellos puede consultar el historial médico completo del paciente a través del RME. Esto permite gestionar mejor las comorbilidades, ajustar los tratamientos en función de otras patologías presentes y evitar prescripciones potencialmente peligrosas en caso de interacciones medicamentosas. Los cuidadores, en particular los auxiliares de enfermería, también pueden consultar esta información para adaptar los cuidados cotidianos a las necesidades específicas del paciente. Por ejemplo, si se prescribe un tratamiento inmunosupresor, el cuidador podrá reforzar las medidas de prevención de infecciones.

Los EMR también facilitan la **transmisión de información** en tiempo real. En caso de hospitalización o consulta urgente, los cuidadores pueden acceder rápidamente al historial médico del paciente sin tener que recurrir a archivos en papel o a información fragmentada. Así se ahorra un tiempo precioso y se evitan errores relacionados con una comunicación deficiente. Los EMR también permiten hacer un seguimiento más sistemático de la evolución del paciente, registrar los cambios clínicos y ajustar los tratamientos en caso necesario.

Las aplicaciones móviles para la gestión del dolor y la movilidad son otra herramienta digital cada vez más utilizada para mejorar la independencia y la calidad de vida de los pacientes. Estas aplicaciones permiten a los pacientes monitorizar su dolencia en tiempo real, registrar sus síntomas y recibir consejos personalizados sobre cómo gestionar su dolor y mantener su movilidad.

Como parte de la **gestión del dolor**, estas aplicaciones permiten a los pacientes registrar diariamente la intensidad de su dolor, los factores que lo agravan o alivian y el efecto de su medicación. Estos datos se comparten con los profesionales sanitarios, que pueden ajustar los tratamientos en función de la información facilitada. Por ejemplo, un paciente que sufre dolor crónico asociado a la espondilitis anquilosante puede registrar sus niveles de dolor después de cada dosis de medicación, lo que permite al médico saber si el tratamiento es eficaz o si es necesario modificarlo. Además, estas aplicaciones suelen ofrecer programas de relajación o meditación guiada, ejercicios de respiración para aliviar el dolor o consejos sobre las posturas que hay que adoptar para limitar la tensión en las articulaciones.

En cuanto a la **movilidad**, las aplicaciones móviles pueden ofrecer ejercicios personalizados, vídeos explicativos y recordatorios para animar a los pacientes a realizar sus ejercicios de rehabilitación. También pueden utilizarse para supervisar los progresos en términos de amplitud de movimiento, fuerza muscular y resistencia. Los cuidadores pueden acceder a los datos recogidos por estas aplicaciones para controlar la regularidad y eficacia de los ejercicios, y adaptar los programas de rehabilitación en función de las necesidades de los pacientes.

Algunas aplicaciones incorporan incluso **sensores de movimiento** o dispositivos vestibles, como relojes conectados, para medir los movimientos del paciente, analizar su marcha y detectar cualquier desequilibrio o riesgo de caída. Estos datos pueden transmitirse a los cuidadores o familiares en tiempo real, lo que permite intervenir rápidamente en caso de problema.

Estas aplicaciones también repercuten positivamente en **la autonomía** del paciente, al otorgarle un papel activo en la gestión de su enfermedad. Los pacientes ya no son meros receptores pasivos de atención, sino que se convierten en protagonistas de su propio cuidado. Al registrar sus síntomas, seguir sus ejercicios y cumplir los recordatorios médicos, son más capaces de comprender su estado de salud y tomar decisiones informadas con su equipo sanitario.

El asistente sanitario también puede fomentar el uso de estas herramientas digitales **ayudando** al **paciente** a familiarizarse con ellas, sobre todo en el caso de los pacientes que se sienten menos cómodos con la tecnología. Puede mostrar cómo utilizar las distintas funciones, comprobar que la información se registra correctamente y animar al paciente a ser riguroso en el uso de las aplicaciones para obtener el máximo beneficio de estos dispositivos.

Por último, **los EMR** y las **aplicaciones móviles** permiten gestionar mejor **la teleconsulta**. Con historiales médicos accesibles en línea, los médicos pueden consultar la información esencial antes de una consulta a distancia y ajustar los tratamientos en función de los datos recogidos por el paciente a través de las aplicaciones. Esto es especialmente útil para los pacientes que viven en zonas rurales o lejos de los centros médicos, que pueden beneficiarse de un seguimiento médico regular sin tener que desplazarse.

- **Formación continua en el uso de las nuevas tecnologías.**
  Necesidad de formación periódica para utilizar eficazmente estas herramientas.

La **necesidad de formarse periódicamente** en el uso de herramientas digitales, como **la historia clínica electrónica (HCE)**, las **aplicaciones móviles** para la gestión sanitaria y otros dispositivos tecnológicos en constante evolución, se ha hecho ineludible en el sector sanitario. Estas tecnologías han transformado significativamente la forma de prestar asistencia y, para sacarles el máximo partido, es esencial que todos los que intervienen en la asistencia, incluidos auxiliares, enfermeros, médicos y otros profesionales, reciban formación continua. Una formación periódica permite utilizar eficazmente estas herramientas, mejorando la calidad de la asistencia y garantizando una mejor coordinación entre los equipos asistenciales, al tiempo que se aumenta la autonomía del paciente.

La **rápida evolución de la tecnología** en la atención sanitaria exige una adaptación constante de las competencias. Los EMR, por ejemplo, evolucionan con frecuencia para incorporar nuevas funcionalidades, mejorar la interfaz de usuario y satisfacer la necesidad de coordinación entre los distintos equipos médicos. Sin una formación periódica, existe el riesgo de que los profesionales sanitarios no aprovechen al máximo las capacidades de estas herramientas o encuentren dificultades técnicas que podrían ralentizar la atención al paciente. Además, las actualizaciones de estas tecnologías pueden incluir funciones importantes, como nuevos protocolos de seguridad para proteger datos sensibles de los pacientes, lo que hace aún más crucial la necesidad de formación.

Para los **auxiliares sanitarios**, que a menudo están en contacto directo con los pacientes y participan en la gestión diaria de su atención médica, es imprescindible conocer bien cómo **acceder a los RME, consultar la información esencial** y **transmitir las observaciones** a otros miembros del equipo médico. Por ejemplo, un buen dominio de los RME permite a los auxiliares de cuidados informar rápidamente de cualquier cambio preocupante en el estado de un paciente, como un empeoramiento del dolor o la aparición de nuevos síntomas, lo que permite a los médicos intervenir rápidamente. Además, la formación les permitirá utilizar mejor funciones específicas de los RME, como el seguimiento del tratamiento, la gestión de citas y la comunicación directa con otros profesionales sanitarios.

El uso de **aplicaciones móviles** dedicadas a la gestión del dolor, la movilidad y otros aspectos del seguimiento médico también requiere competencias específicas. Los cuidadores tienen que ser capaces de entender los datos recogidos por estas aplicaciones, interpretarlos correctamente y utilizarlos para ajustar los cuidados. Por ejemplo, si una aplicación indica que el dolor de un paciente ha aumentado significativamente a determinadas horas del día, el cuidador tiene que saber transmitir esta información a los médicos y adaptar en consecuencia los cuidados de confort o el ejercicio físico. Sin una formación adecuada, se corre el riesgo de infrautilizar o malinterpretar estos valiosos datos, lo que podría comprometer la eficacia de la asistencia.

Además, la **formación continua** ayuda a mantener un alto nivel de **seguridad de los datos**, una cuestión crucial en el uso de herramientas digitales en la asistencia sanitaria. La confidencialidad de los datos médicos es una prioridad, y todos los profesionales sanitarios deben conocer las mejores prácticas para proteger la información sensible de los pacientes. Esto incluye el uso de contraseñas seguras, la gestión del acceso a los datos y la aplicación de los protocolos de ciberseguridad recomendados. La formación periódica garantiza que los cuidadores estén al día de estas prácticas, lo que es esencial para evitar las filtraciones de datos y proteger los derechos de los pacientes.

Además, una formación adecuada en herramientas digitales permite a los cuidadores gestionar sus tareas cotidianas **de forma más eficiente**. Al dominar las funcionalidades de los EMR y las aplicaciones móviles, pueden reducir el tiempo dedicado a introducir datos, buscar información u organizar la atención. Esto les libera tiempo para centrarse en la atención directa al paciente, mejorando la calidad de los cuidados prestados y reforzando la relación entre cuidador y paciente. La gestión automatizada de alertas, recordatorios de medicación y notificaciones vinculadas a cambios en el estado de salud del paciente resulta más fluida y menos propensa a errores.

La **formación continua** no se limita únicamente a los aspectos técnicos. También incluye los aspectos **éticos y prácticos** del uso de la tecnología en la asistencia sanitaria. Es importante que los profesionales sanitarios comprendan las implicaciones de estas herramientas en su relación con los pacientes y sepan cómo apoyarles en el uso de estas tecnologías. Cada vez más pacientes, sobre todo ancianos o enfermos crónicos, utilizan aplicaciones móviles para controlar su estado de salud. Los cuidadores no sólo tienen que sentirse cómodos con estas herramientas, sino también ser capaces de guiar a los pacientes en su uso, ayudarles a superar sus reticencias y animarles a aprovecharlas para gestionar mejor su enfermedad.

Esto significa también que parte de la formación debe dedicarse a **enseñar a los pacientes**. Por ejemplo, un asistente sanitario debe ser capaz de explicar a un paciente cómo utilizar una aplicación para controlar su dolor, cómo registrar la información correctamente y cómo interpretar los datos básicos para ajustar su actividad diaria o su tratamiento. Sin un buen conocimiento de estas herramientas, existe el riesgo de que los pacientes se desanimen o hagan un mal uso de ellas, lo que podría ser perjudicial para su seguimiento médico.

Por último, la formación también ayuda a **reforzar la colaboración entre los equipos asistenciales**. Un mejor conocimiento de las herramientas utilizadas por los distintos profesionales sanitarios facilita que todos coordinen sus acciones y que la información importante se comparta sin problemas. Por ejemplo, los datos recogidos por una aplicación de seguimiento de la movilidad pueden integrarse en la historia clínica electrónica y compartirse con fisioterapeutas, médicos y enfermeros, lo que redunda en una atención más completa y coherente.

Conclusión:

El futuro de la reumatología y el creciente papel del auxiliar sanitario

- **Nuevos enfoques terapéuticos**
  Innovaciones en bioterapia, terapia celular y medicina personalizada.

Las innovaciones en bioterapias, terapias celulares y **medicina personalizada** marcan el comienzo de una nueva era en el tratamiento de las enfermedades, en particular las más complejas, como las autoinmunes, el cáncer y los trastornos genéticos. Estos avances revolucionarios ofrecen opciones terapéuticas más específicas, más eficaces y mejor adaptadas a las características específicas de cada paciente, basadas en un profundo conocimiento de la biología molecular, la inmunología y las tecnologías genéticas. Representan un importante punto de inflexión en la forma no sólo de tratar las enfermedades, sino también de prevenirlas y gestionarlas.

Las bioterapias, que incluyen tratamientos derivados de organismos vivos, como anticuerpos monoclonales, citocinas o inhibidores de receptores específicos, han transformado el tratamiento de muchas enfermedades, en particular las autoinmunes como la artritis reumatoide, el lupus y la esclerosis múltiple. A diferencia de los tratamientos convencionales, las bioterapias actúan de forma más selectiva, modulando con precisión determinadas funciones del sistema inmunitario, reduciendo así los efectos secundarios y mejorando la eficacia de los tratamientos. Por ejemplo, los anticuerpos monoclonales están diseñados para atacar moléculas específicas, como el TNF-alfa o la interleucina-6, que intervienen en la inflamación crónica observada en estas enfermedades. Al bloquear estas moléculas, las bioterapias pueden detener el proceso inflamatorio en su origen, ofreciendo un alivio duradero de los síntomas.

Estas bioterapias también han revolucionado el tratamiento del cáncer, sobre todo con la llegada de **la inmunoterapia**, que utiliza el propio sistema inmunitario del paciente para reconocer y destruir las células cancerosas. Los inhibidores de los puntos de control, como el pembrolizumab o el nivolumab, liberan los frenos del sistema inmunitario, lo que permite a las células inmunitarias atacar los tumores con mayor eficacia. Estos tratamientos, aunque complejos, han dado resultados prometedores, con remisiones duraderas en algunos pacientes con cánceres que antes eran difíciles de tratar.

Las terapias celulares representan otro gran avance en el campo de la medicina. Estas terapias consisten en utilizar células, a menudo modificadas o cultivadas en el laboratorio, para tratar o reparar tejidos dañados. Uno de los ejemplos más emblemáticos es **la terapia celular CAR-T**, utilizada para tratar ciertos tipos de cáncer de la sangre como la leucemia o el linfoma. En este enfoque, las células T del paciente -células del sistema inmunitario- se recogen, se modifican genéticamente para que expresen un receptor específico (CAR, por Chimeric Antigen Receptor) capaz de reconocer las células cancerosas y, a continuación, se reinyectan en el organismo para destruir las células tumorales. Aunque esta terapia es compleja y debe personalizarse para cada paciente, ha dado resultados espectaculares en cánceres que antes eran resistentes a los tratamientos estándar.

La terapia celular no se limita al cáncer. En el campo de las enfermedades degenerativas, como el Parkinson o la esclerosis múltiple, las terapias con células madre ofrecen interesantes perspectivas para regenerar los tejidos dañados. Las células madre, que tienen la capacidad de diferenciarse en distintos tipos celulares, se utilizan para reparar o sustituir células enfermas. Por ejemplo, en la investigación de la enfermedad de Parkinson se está experimentando con células madre para sustituir las neuronas dopaminérgicas destruidas por la enfermedad, con el fin de restaurar las funciones motoras de los pacientes. Aunque estas terapias están aún en fase experimental, ofrecen un rayo de esperanza a los pacientes que padecen enfermedades hasta ahora incurables.

Estas innovaciones forman parte de un enfoque más amplio de la **medicina personalizada**, cuyo objetivo es adaptar los tratamientos a las características genéticas, biológicas y ambientales específicas de cada paciente. La medicina tradicional suele adoptar un enfoque "de talla única", con tratamientos estandarizados para grupos de pacientes con los mismos síntomas. La medicina personalizada, en cambio, se basa en un análisis más detallado del perfil biológico de cada paciente, lo que permite elegir los tratamientos más adecuados en función de sus características únicas.

Una de las bases de la medicina personalizada es **la genómica**, el estudio del genoma (conjunto de genes) del paciente. Gracias a la secuenciación del genoma, hoy es posible detectar mutaciones genéticas específicas que predisponen a determinadas enfermedades o influyen en la respuesta al tratamiento. Por ejemplo, en el campo del cáncer, el análisis genético de los tumores permite identificar mutaciones precisas que orientan la elección de terapias dirigidas, como los inhibidores de la tirosina quinasa para tratar los cánceres con mutaciones del EGFR. Este enfoque maximiza la eficacia del tratamiento al tiempo que minimiza los efectos secundarios, ya que los fármacos se eligen en función de su capacidad para actuar sobre la mutación específica presente en el paciente.

La medicina personalizada no se limita a la genética. También tiene en cuenta otros factores, como el microbioma (todos los microorganismos que viven en el cuerpo), la exposición ambiental y el estilo de vida. Esta información se integra para proponer estrategias terapéuticas más globales e individualizadas. Por ejemplo, algunos pacientes pueden responder mejor al tratamiento modificando su dieta o su actividad física para complementar las terapias farmacológicas, en función de las interacciones entre estos factores y su perfil biológico.

Los avances en **inteligencia artificial (IA)** y **big data** también están desempeñando un papel clave en el desarrollo de la medicina personalizada. Mediante el análisis de vastas bases de datos de pacientes, la IA puede identificar patrones y correlaciones que no son inmediatamente evidentes para los médicos, lo que permite predecir las respuestas al tratamiento o anticipar el riesgo de complicaciones. Estas herramientas permiten ofrecer tratamientos aún más precisos, adaptados a las características específicas de cada individuo.

- **El papel cambiante del auxiliar asistencial en reumatología**
Más responsabilidad en la gestión de los pacientes.
Las prácticas asistenciales se orientan cada vez más hacia un enfoque que otorga a **los cuidadores una mayor responsabilidad** en la **gestión de los pacientes**, sobre todo a través de modelos de asistencia más integrados y centrados en el paciente. Los profesionales sanitarios, ya sean auxiliares de cuidados, enfermeros u otros miembros del equipo sanitario, están llamados a desempeñar un papel más importante en la coordinación de los cuidados, el seguimiento de los pacientes y la toma de decisiones cotidianas. Esta tendencia va acompañada de cambios en las competencias y de una reorganización de las prácticas, con el fin de reforzar la continuidad de los cuidados y mejorar la eficacia global del sistema sanitario.

La **ampliación de las responsabilidades de los cuidadores** se basa en gran medida en la evolución de las necesidades de los pacientes, sobre todo de los que padecen enfermedades crónicas o patologías complejas. Estos pacientes requieren a menudo un seguimiento regular y una gestión continua de su estado de salud, mucho más allá de las consultas médicas ocasionales. Al estar en contacto directo con los pacientes a diario, los auxiliares de enfermería están en primera línea para observar los cambios en su estado, identificar los primeros signos de complicaciones y ajustar proactivamente los cuidados. Esta proximidad a los pacientes confiere a los cuidadores una mayor responsabilidad a la hora de detectar cambios sutiles que pueden repercutir en la salud general del paciente.

Una de las principales responsabilidades de los cuidadores es la **monitorización clínica de** los pacientes. Este seguimiento no se limita a la toma de parámetros vitales como la tensión arterial, la temperatura o el pulso, sino que también incluye la observación de los síntomas, el control del dolor y la detección de signos precoces de descompensación. Por ejemplo, en el caso de pacientes con enfermedades crónicas como la artritis reumatoide, un cuidador atento puede notar un rebrote del dolor articular o un aumento de la rigidez matutina, señal de un rebrote de la enfermedad. Gracias a esta vigilancia, el cuidador puede intervenir rápidamente ajustando los cuidados o alertando al equipo médico, evitando así un empeoramiento del estado del paciente.

Esta **mayor responsabilidad** también va acompañada de una participación más activa en la **gestión de los tratamientos**. Los cuidadores, en particular las enfermeras y los auxiliares de enfermería, participan cada vez más en la gestión de los medicamentos, tanto en la administración del tratamiento como en la educación terapéutica de los pacientes. Velan por que los pacientes cumplan sus prescripciones, ya sea en lo que respecta a la toma de medicamentos, la utilización de dispositivos médicos o la realización de ejercicios de rehabilitación. Esta implicación va más allá de la mera administración del tratamiento, ya que los cuidadores desempeñan un papel clave en el control **del cumplimiento** y la evaluación de la eficacia del tratamiento. En caso de incumplimiento de la prescripción, son los primeros en identificar los obstáculos y trabajar con el paciente para encontrar soluciones, ya sea organizando mejor la toma de medicamentos, explicando los beneficios del tratamiento o señalando a los médicos los efectos secundarios no deseados.

La educación terapéutica es también una de las mayores responsabilidades de los cuidadores. Con la creciente complejidad de los tratamientos y la atención domiciliaria, los cuidadores deben educar a los pacientes y sus familias sobre la mejor manera de gestionar su enfermedad. Esto incluye explicaciones sobre cómo utilizar los dispositivos médicos (como inhaladores, dispositivos de insulina u ortesis), consejos sobre ajustes del estilo de vida (dieta, actividad física) y recomendaciones sobre cómo gestionar los síntomas a diario. Al proporcionar esta información, los cuidadores permiten a los pacientes ser más autónomos en el manejo de su enfermedad, al tiempo que garantizan que los cuidados en casa se desarrollen de forma fluida y segura.

La **coordinación de los cuidados** es otro ámbito en el que se han ampliado las responsabilidades de los cuidadores. En un contexto en el que los pacientes suelen ser seguidos por varios especialistas, ya sean médicos, fisioterapeutas, dietistas o terapeutas ocupacionales, los cuidadores desempeñan un papel crucial en la vinculación de los distintos equipos. Se aseguran de que cada profesional disponga de la información necesaria para prestar una atención adecuada y coordinada. Por ejemplo, un cuidador puede encargarse de transmitir información entre el equipo médico y los fisioterapeutas, para que los ejercicios de rehabilitación puedan ajustarse en función de los cambios en el dolor o la movilidad del paciente. Esta coordinación garantiza que los distintos profesionales sanitarios trabajen en armonía, evitando tratamientos fragmentados o prescripciones contradictorias.

La **teleconsulta** y las herramientas digitales, como las historias clínicas electrónicas y las aplicaciones de monitorización, también han ampliado el alcance de las responsabilidades de los cuidadores. Con estas tecnologías, los cuidadores pueden hacer un seguimiento continuo de los pacientes, incluso a distancia. Pueden controlar los datos sanitarios en tiempo real, como los niveles de azúcar en sangre de los pacientes diabéticos o las fluctuaciones de la tensión arterial de los hipertensos, e informar a los médicos de cualquier cambio sospechoso. Este seguimiento a distancia permite una gestión proactiva de las enfermedades crónicas y una intervención rápida cuando es necesario.

La **prevención** también desempeña un papel central en estas nuevas responsabilidades. Los cuidadores ya no se limitan a reaccionar ante los síntomas o las complicaciones, sino que participan activamente en la prevención de los problemas de salud. Esto puede implicar promover la vacunación, concienciar sobre la importancia de la actividad física regular o detectar los primeros signos de desnutrición, deshidratación o deterioro cognitivo en pacientes ancianos. Adoptando un enfoque más preventivo, los cuidadores pueden contribuir a reducir las hospitalizaciones evitables, limitar la progresión de las enfermedades crónicas y mejorar la calidad de vida de los pacientes.

En este contexto de **crecientes responsabilidades**, es vital que los profesionales sanitarios reciban **una formación continua**. La rápida evolución de las prácticas, las tecnologías médicas y los protocolos terapéuticos exige una actualización periódica de las competencias para mantenerse al día de las mejores prácticas y las innovaciones en la asistencia. Esta formación continua permite a los cuidadores comprender mejor las necesidades específicas de los pacientes, adquirir conocimientos técnicos avanzados y profundizar en la gestión de tratamientos complejos o situaciones de urgencia.

- **Conclusión: La vocación del auxiliar de enfermería en reumatología**
  Un trabajo con corazón, al servicio de los pacientes.

La profesión de enfermero es ante todo una **profesión del corazón**, profundamente arraigada en la humanidad, la compasión y la dedicación. Estar al **servicio de los pacientes** significa mucho más que proporcionarles cuidados técnicos o administrarles tratamientos; significa estar presente en cada etapa de su recorrido sanitario, ofreciéndoles orientación afectuosa, apoyo emocional y atención constante a su bienestar físico y moral. Esta función, a menudo discreta pero esencial, se basa en una relación de confianza, escucha y empatía que se construye día tras día con los pacientes.

Esta profesión requiere un tipo especial de **contacto humano**. Los cuidadores están en contacto directo con los pacientes, a menudo en momentos de gran vulnerabilidad: enfermedad, dolor, pérdida de autonomía o aislamiento. En esos momentos, la **dimensión humana del** trabajo adquiere una importancia capital.

Una mirada atenta, un gesto tranquilizador o una palabra tranquilizadora pueden tener un profundo impacto en el estado de ánimo del paciente, mucho más allá de la propia asistencia médica. Es este contacto humano, impregnado de calidez y respeto, lo que hace que la profesión de enfermera sea única.

La **rutina diaria de** un **cuidador** está salpicada de gestos de atención y apoyo, ya sea ayudando a un paciente a levantarse, dándole de comer, acompañándole en sus ejercicios de rehabilitación o velando por su comodidad. Cada tarea, por sencilla que sea, se lleva a cabo con vistas a satisfacer las necesidades individuales del paciente, teniendo en cuenta no sólo sus limitaciones físicas sino también su estado emocional. Este trabajo requiere mucha **escucha**, porque cada paciente es único en sus expectativas, sus miedos y su dolor. Hay que saber adaptarse, encontrar el ritmo adecuado y, a veces, ofrecer un oído comprensivo a quienes necesitan hablar de sus angustias o su soledad.

En este sentido, los cuidadores son la encarnación de un **apoyo psicológico** permanente, capaz de reconfortar y animar, sobre todo cuando la enfermedad o la dependencia pesan mucho en el ánimo del paciente. A menudo son los primeros en percibir los signos de cansancio, desánimo o sufrimiento psicológico, y su papel va entonces más allá del de un simple cuidador para convertirse en el de un **acompañante**, dispuesto a devolver la confianza y la esperanza a quien atraviesa momentos difíciles. Los pacientes, enfrentados a la fragilidad de su enfermedad, encuentran en el cuidador una presencia tranquilizadora, alguien que está ahí, sin juzgar, para apoyarles en su camino.

Ser cuidador también significa **saber adaptarse** a los retos que presenta cada paciente. Algunos pacientes se enfrentan a un dolor crónico, otros a una pérdida gradual de autonomía, mientras que otros tienen que hacer frente a discapacidades que perturban su vida cotidiana. Los cuidadores tienen el deber de encontrar las mejores soluciones para mejorar su confort y su calidad de vida, colaborando con los equipos médicos para ajustar los cuidados, utilizando las ayudas técnicas adecuadas o fomentando gestos sencillos que permitan a los pacientes recuperar cierta autonomía. Esta **capacidad de adaptación** es esencial en una profesión en la que cada día presenta retos diferentes y en la que cada paciente requiere un enfoque individualizado.

Servir a los pacientes también significa estar presente en momentos de sus vidas que a menudo están marcados por la **dignidad** y la **fragilidad**. Frente a la enfermedad o la dependencia, a veces es difícil para los pacientes aceptar la ayuda de los demás, sobre todo cuando se trata de tareas muy personales. Por ello, el cuidador debe mostrar **respeto**, **discreción** y **tacto** para preservar la dignidad del paciente, recordándole que no se define por su enfermedad o incapacidad. Este respeto de la persona, de su intimidad y de su autonomía, por limitada que sea, está en el centro de la misión de los cuidadores.

El cuidador es también un **valioso** enlace entre los pacientes y el resto del equipo asistencial. Transmite información crucial sobre los cambios en el estado de salud de los pacientes, sus necesidades, su dolor o sus dificultades, lo que permite ajustar los tratamientos y mejorar la atención general. Esta **coordinación** entre los distintos equipos es esencial para garantizar que la atención prestada sea adecuada y responda lo mejor posible a las necesidades y expectativas de los pacientes. El cuidador se convierte así en un actor clave de la continuidad asistencial, actuando a la vez como transmisor de información y garante del bienestar de los pacientes.

En esta profesión tan sentida, **el reconocimiento** de los pacientes suele ser una gran fuente de motivación. Aunque a veces sea silencioso o discreto, este reconocimiento se manifiesta en una sonrisa, un agradecimiento o simplemente en el hecho de que el paciente se siente seguro y comprendido. Para el cuidador, estos pequeños momentos de gratitud reflejan la importancia de su papel, un recordatorio de que cada gesto cuenta y de que su trabajo tiene un impacto real en la vida de las personas a las que cuida.

En pocas palabras, ser cuidador es un **trabajo para el corazón**, donde la humanidad, la amabilidad y la compasión están en el centro de la acción diaria. **Servir a los pacientes** significa ofrecer mucho más que cuidados técnicos: significa ser un apoyo constante, una presencia tranquilizadora y un compañero atento a lo largo de todo el recorrido sanitario. Esta profesión exigente pero profundamente gratificante se basa en la escucha, el respeto y la dedicación para mejorar la calidad de vida de quienes se encuentran en situaciones vulnerables. Es esta dimensión humana esencial e insustituible la que hace que esta profesión sea mucho más que un trabajo, sino una verdadera vocación.